"十四五"国家重点出版物出版规划项目

国家临床医学研究协同创新战略联盟权威推荐

健康中国·疾病管理丛书

食管癌

管理手册

主编　高树庚　李　勇

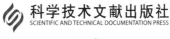

科学技术文献出版社

SCIENTIFIC AND TECHNICAL DOCUMENTATION PRESS

·北京·

图书在版编目（CIP）数据

食管癌管理手册 / 高树庚, 李勇主编. -- 北京：
科学技术文献出版社, 2025. 3. -- ISBN 978-7-5235
-2157-1

Ⅰ. R735.1-62

中国国家版本馆 CIP 数据核字第 20249H38M9 号

食管癌管理手册

策划编辑: 蔡　霞　邓晓旭　责任编辑: 蔡　霞　责任校对: 张吲哚　责任出版: 张志平

出　版　者	科学技术文献出版社
地　　　址	北京市复兴路15号　邮编　100038
编　务　部	（010）58882938，58882087（传真）
发　行　部	（010）58882868，58882870（传真）
邮　购　部	（010）58882873
官 方 网 址	www.stdp.com.cn
发　行　者	科学技术文献出版社发行　全国各地新华书店经销
印　刷　者	北京地大彩印有限公司
版　　　次	2025 年 3 月第 1 版　2025 年 3 月第 1 次印刷
开　　　本	710×1000　1/16
字　　　数	140 千
印　　　张	11.5
书　　　号	ISBN 978-7-5235-2157-1
定　　　价	59.80元

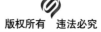

健康中国·疾病管理丛书
编委会

名誉主编

赵玉沛

编　　委（按姓氏笔画排序）

马　丁	马长生	马良坤	王　刚	王小平	王拥军
王明贵	申昆玲	宁　光	乔　杰	刘志红	刘俊涛
杜奕奇	李　蓉	李兆申	李凌江	杨　帆	吴开春
佟仲生	张冬莹	张伟丽	张陈平	张澍田	陆　林
陈　旭	陈　彪	陈吉华	陈香美	范　利	林　红
周后德	周学东	周智广	郑劲平	赵继宗	郝希山
胡文杰	侯凡凡	施　红	奚　桓	高树庚	唐北沙
曹　丰	曹　彬	梁　敏	董建增	董碧蓉	蔡　军
樊代明					

编委会办公室

主　　任　张澍田

副主任　尤　红　孔媛媛

秘　　书　刘　茉　焦　月　王　沛

《食管癌管理手册》
编委会

主　编

　　高树庚　李　勇

副主编（按姓氏笔画排序）

　　于　雷　王　洁　冯　利　毕　楠　张智慧　徐志坚
　　黄　镜　薛　奇

编　委（按姓氏笔画排序）

　　万　蕊　王　镇　王　鑫　王炳智　田　乐　丛明华
　　孙　萍　杜　君　李　宁　李　杰　杨　琳　杨震林
　　邹宝华　张　涛　张　博　张　蕾　邵　康　屈　东
　　赵琳琳　郭　威　唐　威　黄佳琴　薛丽燕

医生教你科学抗癌

扫码观看

健康中国·疾病管理丛书
总序

　　健康是促进人的全面发展的必然要求，是人生命之所系，是全体人民的最大财富。　人健康是立身之本，人民健康是立国之基，对中国极具现实和长远意义。习近平总书记在全国卫生与健康大会上强调，没有全民健康，就没有全面小康，要把人民健康放在优先发展战略地位，努力全方位全周期保障人民健康。为积极应对当前突出健康问题，采取有效干预措施，进一步提高人民健康水平，中共中央、国务院印发了《"健康中国2030"规划纲要》，从"五位一体"总体布局和"四个全面"战略布局出发，对当前和今后一个时期更好保障人民健康做出了制度性安排。党的二十大再次强调推进健康中国建设，明确指出人民健康是民族昌盛和国家强盛的重要标志，把保障人民健康放在优先发展的战略位置。

　　习近平总书记在科学家座谈会上将"面向人民生命健康"列为科技工作的"四个面向"之一，为我国医学科技工作提供了根本遵循。历史和现实都充分证明，卫生健康事业发展必须依靠科技创新的引领和推动，保障人类健康离不开科学发展和技术创新。在中国科学院第十九次院士大会、中国工程院第十四次院士大会上，习近平总书记提出，中国要强盛、要复兴，就一定要大力发展科学技术，努力成为世界主要科学中心和创新高地。党的十八大以来，为推动医药卫生科技事业发展，我国着力完善国家创新体系，国家临床医学研究中心作为国家级科技创新基地形成系统布局，在集聚医学创新资源、优化组织模式等方面发挥了积极作用，是卫生与健康领域贯彻落实全国科技创新大会精神的重要举措，整体推进了我国医学科技发展、加快了医学科技成果临床转化和普及推广。

科技创新是科学普及的源头所在，科学普及是科技创新成果的最广泛转化，开展科普可极大推动科研的进步与创新。习近平总书记强调，"科技创新、科学普及是实现创新发展的两翼，要把科学普及放在与科技创新同等重要的位置"。健康中国战略提出，科学普及健康知识，提高全民健康素养水平，是提高居民自我健康管理能力和健康水平最根本、最经济、最有效的措施之一。

为进一步加强健康科普内容的开发与传播力度，提升民众健康素养，促进科技创新，由科技部、国家卫生健康委、中央军委后勤保障部和国家药监局等部门牵头，国家临床医学研究协同创新战略联盟秘书长单位（首都医科大学附属北京友谊医院）组织，联合各国家临床医学研究中心编写"健康中国·疾病管理"丛书。

丛书充分发挥各国家临床医学研究中心的特色及学科优势，由多名院士、院长及知名专家领衔编写，聚焦人民群众常见的健康及疾病问题，以常见病种为单位，独立成册。每本书深入浅出地从预防、诊断、治疗、康复和问答等 5 个方面介绍了疾病相关知识，使读者可以充分了解疾病，建立科学健康观念，做到疾病的早预防、早发现、早诊断、早治疗，改善疾病预后，延长健康寿命年，更好地享受健康幸福生活。丛书注重科学性、实用性及原创性，力争成为国家临床医学研究中心彰显前沿、科学、权威形象的重要窗口以及公众获取健康科普知识的有效渠道。

未来，各国家临床医学研究中心将不断编写分册，纳入更多疾病种类，使更多读者受益。希望相关机构可以紧追信息化时代潮流，利用移动端、电视、广播、互联网等平台，广泛促进"健康中国·疾病管理"丛书在学校、社区及农村的传播，多层次、多渠道地惠及广大公众，帮助其树立科学、先进的健康理念，掌握科学的健康方法和知识，推动健康科普知识的全民普及，共享科技发展成果。

丛书凝聚了各国家临床医学研究中心、各位专家学者和科技工作者的智慧、经验和汗水，借此机会向你们致以衷心的感谢和诚挚的敬意！站在中国发展进程的关键时期，我们迎来"十四五"规划的新征程。

"十四五"是我国开启全面建设社会主义现代化国家新征程的第一个五年，更是推动我国科技创新及卫生健康事业高质量发展的重要历史机遇期。希望医学科普工作立足前沿，坚持发展创新，为推动健康中国建设、实现中华民族伟大复兴的中国梦贡献更大的力量！

科技部社会发展科技司

2023 年 2 月

健康中国·疾病管理丛书
推荐序

2021 年 3 月，习近平总书记在福建省三明市调研时指出，健康是幸福生活最重要的指标，健康是 1，其他是后面的 0，没有 1，再多的 0 也没有意义。"健康是 1"彰显了中国共产党始终不变的"为中国人民谋幸福，为中华民族谋复兴"的初心使命，饱含着以习近平同志为核心的党中央"始终把人民生命安全和身体健康放在第一位"的深沉真挚的人民情怀。

为进一步科学普及健康知识，提高全民健康素养水平，由科技部、国家卫生健康委、中央军委后勤保障部和国家药监局等部门牵头，国家临床医学研究协同创新战略联盟秘书长单位（首都医科大学附属北京友谊医院）组织，联合各国家临床医学研究中心编写"健康中国·疾病管理"丛书。

丛书由各领域知名专家领衔编写，聚焦人民群众常见的健康问题，根据常见病种分类独立成册，充分发挥各国家临床医学研究中心的特色及学科优势，从预防、诊断、治疗、康复和问答等 5 个方面介绍疾病相关知识，使读者可以充分了解疾病，树立健康观念，做到早预防、早发现、早诊断、早治疗，为改善疾病预后、延长健康寿命年提供了重要参考。

丛书凝聚了各国家临床医学研究中心及各位专家学者的智慧、经验和汗水，在此向你们致以衷心的感谢和崇高的敬意！站在"两个一百年"的历史交汇点上，相信医学科技工作者能够立足前沿，坚持发展创新，为推动健康中国建设、实现中华民族伟大复兴的中国梦贡献智慧和力量！

中华医学会会长

中国科学院院士

北京协和医院名誉院长

2023 年 2 月

前　言

　　在这个信息爆炸的时代，面对健康问题，公众往往感到无从下手。《食管癌管理手册》的出版，恰逢其时，为我们提供了一本科学、全面且极具实用价值的健康指南。本书不仅是对食管癌这一重大健康问题的深入探讨，更是一本可以指导公众如何在生活中有效预防和应对食管癌的实用手册。

　　本书深入剖析食管癌的发病、临床特征及其对社会和家庭的影响，为公众提供了全面认识食管癌的视角。更为重要的是，它将最新的医学研究成果转化为易于理解的预防和治疗信息，使得普通大众也能从中受益。

　　本书的另一大特色是对食管癌预防策略的深入讨论。它不仅阐述了一级预防和二级预防的策略，还特别强调了生活方式的改变在预防食管癌中的重要性。书中的实用建议和具体措施，如健康饮食、适量运动和定期体检，都是基于最新的科学研究和临床实践，为公众提供了可行的健康生活指导。此外，本书还针对食管癌的诊断和治疗提供了全面的信息，包括最新的治疗方法、手术技术和康复指导。这些信息对于食管癌患者及其家属来说，是非常宝贵的资源。

　　"健康中国·疾病管理"丛书成功入选"十四五"国家重点出版物出版规划项目，是一套集科学性、权威性和实用性于一体的著作。《食管癌管理手册》作为丛书分册之一，是受国家临床医学研究协同创新战略联盟组织，依托国家癌症中心，由中国医学科学院肿瘤医院专家团队撰写。我们将复杂的医学知识转化为易于理解的语言，利用自己的专业知识，历时 1 年余精心编写，力求专业且通俗易懂，为读者提供了科学且实用的预防知识。本书的出版，将有助于提升公众对食管癌的认识，促进健康生活方式的普及，对于构建健康中国具有重要的意义。

2024 年 12 月 10 日 于北京

目　　录 ⋯⋯⋯⋯⋯⋯⋯⋯⋯⋯ CONTENTS

第一章
食管癌的预防

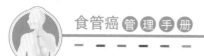

什么是食管？

俗话说"民以食为天"。食物在口腔中完成咀嚼后，通过的第一个管道就是食管。食管实际上就是连接口腔和胃的一个中空器官，它可以产生由上而下的蠕动波，从而在短短数秒内将食团送进胃。这个过程看似简单，一旦发生异常，就会出现进食哽噎甚至吞咽困难等表现，可以用"顶""食不下咽"等来形容这种感觉。

食管有上下两处括约肌，还有大致位于上、中、下部的 3 处生理性狭窄。食管的上下两处括约肌保证了食管正常的运动和功能，正常情况下，胃内的食糜或其他内容物不会向食管反流，这主要归功于食管下括约肌——它是食管下段的"控制阀门"，能阻止胃内容物反流进入食管。如果食管下括约肌发生异常，就会导致各种不适，如反酸、胃灼热、吞咽困难，甚至各种疾病，如反流性食管炎、贲门失弛缓症。位于食管上、中、下部的 3 处生理性狭窄常常是异物滞留和肿瘤的好发部位。

什么是食管癌？

人体的食管管壁是由富有弹性的平滑肌构成的，由内到外分为4层，即黏膜层、黏膜下层、肌层与外膜，而黏膜层又分为上皮层、黏膜固有膜与黏膜肌层。由于各种原因，食管上皮细胞发生了异常增殖，从而形成了"异物"，使食管管腔变得不光滑、僵硬、缩窄等。突变细胞一开始位于黏膜层中最表浅的上皮层，一旦这些细胞突破了上皮层，长进了黏膜肌层，就变成了我们常说的早期食管癌；而当癌细胞侵透了黏膜下层到达固有肌层，或癌细胞到了食管周围的淋巴结中时，即发展成了中晚期食管癌。各种研究表明，患食管癌的人群分布可能与年龄、性别、职业、种族、地域、生活环境、生活饮食习惯及遗传易感性等有一定关系。

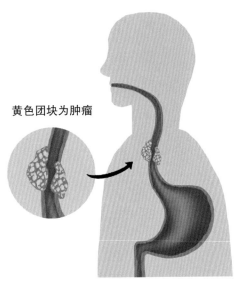

黄色团块为肿瘤

食管癌示意图

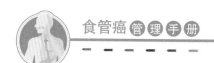

食管癌的流行病学

食管癌是全球高发恶性肿瘤之一，严重危害民众健康。食管癌的发病率居全球恶性肿瘤第 11 位，死亡率居第 6 位。马拉维是全球食管癌发病率和死亡率最高的国家。男性食管癌发病率居各类恶性肿瘤第 5 位，女性居第 10 位，而死亡率男性居第 5 位，女性居第 7 位。事实上，有统计数据显示，我国食管癌发病和死亡人数几乎占全球食管癌发病和死亡人数的一半。

国家癌症中心第 3 次肿瘤普查资料显示，我国食管癌的发病率和死亡率居高不下，其发病情况存在明显的地区差异。食管癌是极具特色的一类癌症，有些地域非常高发，与周边地区的相对低发形成鲜明对比。我国食管癌的高发地区为河北、河南、福建和重庆，其次为新疆、江苏、山西、甘肃和安徽。食管癌在太行山脉附近的省份明显高发，河南省林州市食管癌与贲门癌发病率最高，占当地全部恶性肿瘤的 81.4%。总体上农村的发病情况更为严重，这与农村生活条件相对较差有关，因而需要积极开展防治工作。

随着社会经济的发展、居民营养状况的改善，有学者认为食管癌的发病率会自然下降，但事实上由于吸烟、饮酒、环境污染等新的危险因素的增加，食管癌的发病率下降非常缓慢。因此，戒烟酒、减少环境污染，同时加强食管癌的普查力度，争取早发现、早诊断、早治疗，将有助于提高食管癌的治愈率和生存率。

　　综上所述，食管癌的发病有几个特点：一是发病有明显的地域特点；二是生活条件差的农村更高发；三是发病率虽然下降，但是烟酒、污染等危险因素还会诱发食管癌，非高发地区的人群也要注意预防。

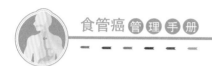
食管癌的危险因素

食管癌的发病与遗传、环境等多种因素有关，这些因素导致食管癌的根本原因在于长期损伤食管黏膜，使得上皮细胞极易发生异常增殖。对食管癌的病因，目前人们了解得还不够确切，但普遍认为，食管癌的主要危险因素包括不良饮食习惯、不良生活方式、遗传因素、经济条件等。以下多种因素均可能与其发生有关。

不良饮食习惯

喜过烫饮食、进食过快和食物过硬、粗糙可能与食管癌的发生有关。

为什么说食管癌可能是被"烫"出来的呢？其实这与食管黏膜的结构特性有关。研究发现，人体最适宜的进食温度在 10 ～ 40 ℃，一般耐受的温度最高为 50 ～ 60 ℃，当感到非常烫时，温度多在 70 ℃左右。食管在接触 75 ℃左右的热饮、热食时，柔嫩的黏膜会受到烧灼伤害。食管黏膜上皮有增生和自我修复的功能，受伤黏膜表层会及时脱落、更新，基底层的细胞会迅速增生、更新，最终修复如初，这是人体的一种自我保护机制。但是如果这种损害常常发生，不断刺激黏膜上皮，黏膜在反复增生、修复中，容易产生不良增生，会出现一些"变异"了的细胞，也就是俗称的"恶变"，甚至可能导致癌。

同样的道理，除了烫的食物，长期食用粗糙、干硬的食物，以及进食太快使食物不能被充分咀嚼，均容易损伤食管黏膜上皮，从而产生类似的不良增生，诱发食管癌。

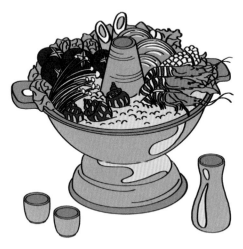

火锅中过烫、过热的食物不要进食太快

不良生活方式

长期饮酒和吸烟极有可能与食管癌的发病有关。有研究表明，大量饮酒者比基本不饮酒者的食管癌发病率高出 50 倍，大量吸烟者比基本不吸烟者高出 7 倍，既酗酒又嗜烟者的发病率是既不饮酒又不吸烟者的 156 倍，尤以饮烈性酒和吸烟斗的危险性更大。

吸烟、饮酒与食管癌的病因学机制尚未完全明确。据以往的文献报道，香烟烟雾是一种含上千种致癌物质的复杂混合物，其中的致癌物质可停留于口腔，并被吸收入食管上皮细胞。此外，烟草中含有 60 多种致癌物质，如苯并芘等多环芳烃、环氧化物、内酯、过氧化物及卤醚等，这些致癌物的代谢产物可能引起基因突变进而导致癌症的发生。酒精对食管癌的作用与饮酒量密切相关，目前普遍认为酒精本身并不致癌，但具有促进癌症发生的作用。酒精能够激活烟草中的致癌物进而导致癌症的发生。除此之外，酒精还能够作为一种溶剂促进烟草中的多种致癌物质进入食管黏膜细胞中。

我国南方地区，如湖南、海南等地，嚼槟榔风气盛行。许多人的口头禅是"槟榔加烟，快活似仙"，当地的老百姓也非常喜欢招呼朋友"吃点槟榔"。有不少人听说过槟榔会导致口腔癌，其实它也会导致食管癌。槟榔是国际公认的1类致癌物，这是不可否认的事实，槟榔之所以会致癌，是因为它含有致癌成分，如生物碱，在咀嚼槟榔的时候，一些细微的颗粒和口水会一同被吞进食管中，而它会对口腔黏膜和食管黏膜造成严重的慢性刺激，随着时间的推移，反复的刺激会导致食管黏膜产生炎症，异常增生，最终发展为癌变。

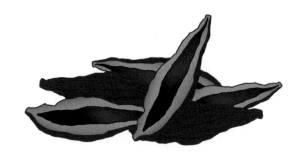

槟榔为1类致癌物

亚硝胺

亚硝胺类化合物是已被公认的一种强致癌物质，现已证实约十多种亚硝胺能诱发动物的食管癌。亚硝胺类化合物较多存在于熏制食品和经亚硝酸盐处理的肉类、蔬菜等腌制食品中，如咸肉、火腿、香肠、咸鱼、鱼露、虾酱、酸菜、咸菜、萝卜干。科学实验已证实，有近30种亚硝胺类化合物，通过口服或胃肠外给药，能诱发动物食管癌或伴发其他器官的肿瘤。

食管癌高发区的饮用水和常用食品中，亚硝胺及其前体物质含量明显高于低发区。我国河南省林州市是食管癌的高发区，这一地区某些粮食中亚硝胺的含量明显高于食管癌低发区。另外，食管癌高发区饮用水水质往往较差，虽然其中含致癌性亚硝胺甚微，但却含有大量硝酸盐、亚硝酸盐类和胺类化合物。这些物质不仅在体外适当条件下可转化为亚硝胺，也可在人体胃肠、膀胱内转变成亚硝胺。

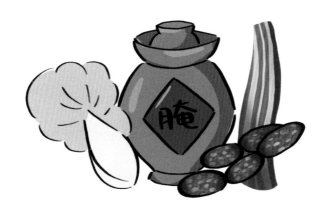

腌制菜不宜多吃

霉菌

霉菌和亚硝胺一样也是极易引发食管癌的主要因素之一，20世纪60年代以来，霉菌与肿瘤的关系受到广泛的重视。各种霉变食物均能产生致癌物质，如镰刀菌、白地霉菌、黄曲霉菌和黑曲霉素等真菌能促使食物中亚硝酸盐和二级胺含量增加。在邻近真菌感染侵犯部位的食管上皮细胞，可呈现单纯性增生、轻度至重度的不典型性增生，甚至明显的癌变。在食管原位癌旁增生上皮内可分离出白念珠菌的纯株。

霉变的花生、粮食中往往含有黄曲霉菌。很多人喜欢吃腌制的食物，虽然可口下饭，但这些发酵出来的食物中多数含有霉菌。食管癌高发地区中食物霉菌的污染度比低发区高。特别是粮食中的冬青蒴柄霉有致实变作用，它产生的毒素危害无法想象。

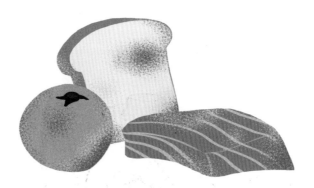

霉变食物不要吃

营养和微量元素缺乏

食管癌高发区一般都在土地贫瘠、营养较差的不发达地区，膳食结构不平衡，缺少动物性蛋白质、新鲜蔬菜和水果，因此他们的饮水、饮食中常缺乏维生素（特别是维生素 B_2、维生素 C、维生素 A）、蛋白质及必需脂肪酸，还缺乏锌、钼、铁、铜、锰等微量元素。

维生素缺乏会影响致癌物的代谢。单纯维生素 B_2 缺乏能引起人的皮肤和黏膜进行性萎缩、过度角化和增生，并能降低致癌物质的代谢，可能导致食管癌的发生。维生素 C 能阻断硝酸盐的亚硝基化，还能抑制亚硝胺对食管的致癌作用。维生素 A 有维持上皮细胞正常结构和功能的作用，缺乏时可引起食管上皮增厚，角化亢进，发生慢性食管炎和上皮增生。食物中烟酸（维生素 PP）缺乏的地区，糙皮病多见，食管癌发病亦多，推测是由于烟酸缺乏导致食管损伤，从而增加了食管对环境中致癌物的敏感性。

微量元素的缺乏是否一定造成食管癌的发生尚无定论，但研究发现两者确实存在一定的关系。锌的缺乏可引起人皮肤及食管上皮角化不全；钼缺乏时，粮食易被霉菌污染，另外钼缺乏也可能使植物中硝酸盐聚集，为合成亚硝胺提供前体物质。因此，微量元素缺乏可能是食管癌的发病因素之一。

遗传因素

食管癌不是直接遗传的疾病，也就是说食管癌患者的后代不一定患食管癌。然而，食管癌具有较为显著的家族聚集现象，在我国高发地区，食管癌的家族聚集性已被多次报道。这意味着如果家族中有人患食管癌，其子女等亲属患食管癌的概率比一般人群高。然而这种患病概率高多少倍或者具体发病率能达到多少，医学上仍难以回答。这种家族聚集性是受共同环境危险因素影响，还是受遗传易感性的影响，目前仍然不清楚。因此总的来说，遗传因素对食管癌发病机制的影响程度尚未确定。如果家中有人得了食管癌，患者亲属去医院做相关筛查是一个明智的选择。

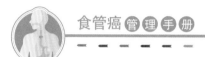

食管癌的预防措施

俗话说"冰冻三尺，非一日之寒"，食管癌的发生发展绝不是朝夕之事。研究表明，机体在外界不良环境的刺激之下，逐渐发生改变直至癌细胞形成要经过 20～30 年的时间。这也意味着，我们有几十年的时间来预防癌症。在食管癌发生发展的漫长过程中，我们可以通过改变生活方式来进行预防。食管癌的预防可分为一级预防和二级预防：一级预防是病因学预防，即危险因素的预防；二级预防是发病学预防，即早发现、早诊断、早治疗。

一级预防

科学研究表明，食管癌是机体和外界环境因素长期作用的结果，具体的有害环境因素就是前文所说的食管癌的危险因素。食管癌是一种与饮食习惯密切相关的疾病，改变不良的生活方式在一定程度上可以预防食管癌的发生。健康促进的一般性原则完全适用于癌症的预防，同时也适用于食管癌的预防，这就是"十六字诀窍"：戒烟限酒，合理膳食，科学运动，平衡心态。我们提出的建议需要长期坚持并养成习惯，要循序渐进，不能急于求成，认真实践以下这些建议，可以大大降低食管癌的发生风险。

远离烟草，切勿吸烟或咀嚼任何烟草类产品

吸烟与癌症的关系非常明确，通过任何方式吸食或使用烟草都会致

癌。所有防癌建议都呼吁停止使用烟草及烟草类产品。

科学研究发现，戒烟以后身体健康会立即得到不同程度的改善。戒烟20分钟后，机体升高的血压降至正常水平，肢体末梢的体温上升至正常水平。戒烟8小时后，血液中一氧化碳水平降至正常，氧水平增至正常。戒烟24小时，突发心脏病的危险性下降，嗅觉、味觉开始恢复正常。戒烟2周～3个月，血液循环改善，步态轻盈，肺功能改善30%。戒烟1～9个月，各项活动能力都增加，与吸烟有关的慢性病症状减轻。戒烟1年后，由于吸烟引发的冠心病的危险性下降50%。戒烟5年后，肺癌死亡率下降50%，由于吸烟引发口腔癌的危险性下降近50%。戒烟10年后，肺癌死亡率与不吸烟者相同，发生癌前病变的细胞恢复正常，患食管癌、口腔癌、鼻咽癌、喉癌、膀胱癌、肾癌及前列腺癌的危险性下降。戒烟15年后，患冠心病的危险性与不吸烟者相同。由此可见，戒烟永不怕迟，戒烟是降低患癌危险性的最简单、最省钱，也是最为有效的办法！

如果你有吸烟的习惯，又想要预防癌症，目前能做到的最重要的事情就是戒烟。如果觉

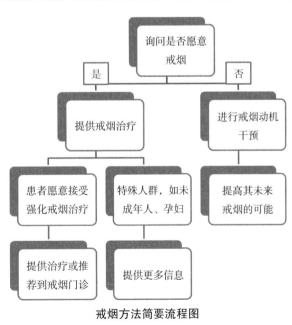

戒烟方法简要流程图

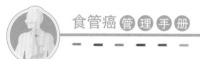

得戒烟非常困难，可以向医生寻求更多的戒烟方法和帮助。

不要饮酒

与 20 世纪 90 年代中期相比，目前有更加确凿的证据表明，所有类型的酒精饮料均会导致一系列癌症。有明确证据显示，酒精会增加人体患食管癌的风险，同时会增加患口腔癌、鼻咽癌、喉癌、乳腺癌及大肠癌（男性）的风险。酒精饮料亦可能增加人体患肝癌和大肠癌（女性）的风险。既饮酒又吸烟对健康的危害尤其严重。

从预防癌症的角度出发，我们建议不要饮酒。然而，有些证据显示，有节制的饮用酒精饮料，可能有保护心脏的作用，但这种保护作用只适用于患心脏病的高风险人士，如 40 岁以上的男性或更年期后的女性。因此，如果要饮酒，男性每天不应多于 2 杯，女性则以 1 杯为限。这里需要注意的是，饮料中的酒精含量会根据分量和酒精浓度有所不同。1 杯酒精饮料含有 10 ～ 15 g 纯酒精，相当于 1 杯 280 mL 的啤酒、淡啤酒或苹果酒（3% ～ 5% 酒精浓度）；或 1 杯 25 mL 的烈酒（40% 酒精浓度），如白酒或威士忌；或 1 杯 125 mL 的葡萄酒（12% ～ 13% 酒精浓度）。限制酒精摄入是很重要的，因为即使只是偶尔一次的大量饮用酒精饮料或酗酒，都会危害我们的健康。

近年来，酒精饮料，如葡萄酒的饮用量和酒精浓度都有所增加，甚至啤酒和淡啤酒的酒精浓度都增加了，很容易令我们饮用过量。以下是几个减少饮酒的小窍门：①选用酒精饮料时应选择量最少的，避免双份酒精的饮料，即使这些饮料比较便宜；②交替饮用酒精和非酒精的饮料；③稀释酒精饮料或选择低卡热、低酒精含量的代替品，如白葡萄酒加苏打水较纯白葡萄酒更好；④以每周最少有几天不饮酒为努力的目标。

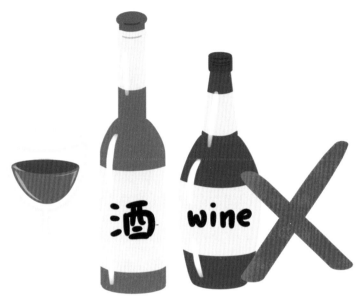

控制饮酒量

▌避免进食过烫、过硬的食物，避免进食过快

食管癌是一种与饮食习惯密切相关的疾病，如喜过烫饮食、进食过快和食物过硬、粗糙都可以损伤食管上皮细胞，日积月累，食管逐渐发生恶变，最终演变成癌细胞进而导致食管癌。

预防食管癌，不能吃得太烫、太糙、太快。人体口腔和食管的温度多为 36.5 ～ 37 ℃，最适宜进食温度为 10 ～ 40 ℃，可耐受的温度为 50 ～ 60 ℃。才出锅的煎炸食品、刚沏好的茶水、煮沸的汤等"滚烫"食物的温度，一般都在 70 ～ 80 ℃，甚至更高。此类食物应先放一放再吃（喝），而不能像我们常说的"趁热吃"。华北、华中地区以面食为主，老百姓爱吃烧饼、煎饼、馓子等比较粗糙和偏硬的食物，这些食物也容易对食管黏膜造成伤害，尤其是在吃得过快或咀嚼不充分的情况下。进食也不能太快，而应该细嚼慢咽。细嚼，可使食物与唾液充分混合，形成光滑的食团；慢咽，可使食团得到食道分泌的黏液润滑，顺利移到胃内，保护食管不受磨损。

▌减少食用腌制食品和加工肉制品

我国居民吃酸菜的习惯历史久远，特别是北方寒冷、少雨的地区，新鲜绿菜不多，相当长的时间靠吃腌酸菜度日，吃自制的酸菜就成了传统的饮食习惯。早在 20 世纪 70 年代，我们从太行山区预防食管癌的普查中就已经发现，吃酸菜与食管癌的发生有关。相关调查显示，长时间吃大量酸菜的人患食管癌的概率较高。用浓缩的酸菜水喂养实验老鼠，老鼠也容易患食管癌和早期胃癌。

加工肉制品是指经过腌制、风干、发酵、熏制或其他为增加香味或改善保存而处理过的肉类。2015 年，国际癌症研究机构将加工肉制品列为 1 类致癌物。科学研究已经证实，蔬菜及肉类经腌制加工会产生大量的亚硝酸盐，这些物质会破坏人体的细胞引发癌症。发酵的腌菜、泡菜、酸菜中，以及盐腌的干鱼、咸鱼中都含有大量的亚硝酸盐。为了防腐和增加色泽，加工食品里往往会增添一些防腐剂等，如在咸肉、火腿、香肠、熏鱼等食品中添加亚硝酸盐，如果在国家允许的剂量范围内，一般情况下不会影响健康，但是添加超量或食用过多，对健康也不利。此外，常温下的剩菜、剩饭含有的亚硝酸盐会随时间的推移而迅速增加，从防癌角度出发，均不应吃。

▎不吃霉变食物

造成食物出现霉变的根本原因是微生物的繁殖，而这些微生物就是霉菌。霉菌隐藏在我们生活的环境中，人类用肉眼无法看到，只要周围环境的湿度、温度和营养等条件适合生长，它们就会随时通过空气大量传播。霉菌的种类繁多，日常生活中最常见的霉菌毒素有黄曲霉毒素、青霉类毒素和镰刀菌毒素。其中，黄曲霉毒素已被公认是最强烈的致癌物，富含于霉烂的谷物、玉米、米、面和带有哈喇味儿的坚果、花生、瓜子等食物中。

大多数人看见霉变的食物会直接丢掉，但还有很多人觉得霉变食物扔之可惜，他们认为把霉变的部位削掉，剩下的部分还可以吃。这种做法是不可取的，即便是把食物发霉的部分去除也不宜继续食用，因为肉眼看不到的霉菌依然存在。还有人认为，霉变食物经高温蒸煮还可以继续食用，这也是不对的，食物中所含的霉菌具有很强的生存能力，如黄曲霉毒素温度达到 280 ℃才能裂解，简单蒸煮并不足以杀死它们。因此，发霉的食物不要食用。

在温暖潮湿的环境下，霉菌容易进行繁殖。防止食物发生霉变的 3 个重要措施是保持干燥、低温和避免接触氧气。其中，保持干燥是最关键的，一旦气温升高、湿度增加，食物就易霉变。因此，我们在储存食物时需要注意周围环境，一旦发生霉变应该直接丢弃。

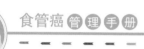

▌不嚼槟榔

槟榔是世界上嗜好者人数排名第4的成瘾物（排名前3的分别是烟草、酒精和咖啡因），消费者为数众多。全球的槟榔嚼食嗜好者主要集中在中国、印度等国家。槟榔含有丰富的天然活性物质，生物碱含量较高，这些活性物质能够促进胃肠蠕动，治疗十二指肠溃疡等疾病。但是，2003年国际癌症研究机构认定槟榔为1类致癌物。槟榔与口腔癌、食管癌的关系已经被很多研究证实。槟榔除了具有致癌作用外，还具有一定的致突变性、生殖毒性及神经毒性，可以阻碍DNA合成，抑制胚胎发育，造成胎儿发育迟缓，致使神经元细胞凋亡并影响神经系统兴奋性，这些对人体都有很大的影响。

▌多吃不同种类的蔬菜水果、全谷物和豆类食品，保证营养均衡

多吃不同种类的蔬菜水果、全谷物和豆类食品，营养摄入均衡有助于预防食管癌。从食管癌的流行病学中可以看出，食管癌高发地区一般都在土地贫瘠、营养较差的不发达地区，这些地区的居民膳食结构不平衡，饮水、饮食中常缺乏维生素、蛋白质、必需脂肪酸及钼、锌、铁、铜、锰等微量元素。

蔬菜水果中含有丰富的维生素和微量元素，可以帮助人体提高自身免疫力。不仅如此，蔬菜水果中还含有丰富的植物性活性物质，这些活性物质有助于保护细胞免受致癌因素的破坏。很多蔬菜水果中还含有丰富的食物纤维素，这也有助于降低癌症发病率。此外，大部分植物性食物的热量密度都较低，所以有助于人体维持健康的体重。蔬菜水果是健康饮食的

主要元素，建议每天应最少进食 5 份或以上的蔬菜水果。一份蔬菜水果是指：① 1 碗未经烹调的蔬菜，如生菜；②半碗煮熟的蔬菜，如菜心、芥蓝、茄子、胡萝卜；③ 2 个小型水果，如李子；④ 1 个中型水果，如橙子、苹果；⑤半个大型水果，如西柚；⑥半杯水果块或非常小型的水果，如西瓜、哈密瓜、樱桃、提子；⑦ 1/4 杯（60 mL）没有添加糖的干果，如提子干、梅子干；⑧ 3/4 杯（180 mL）没有添加糖的鲜果汁。

然而，无论 1 天内喝多少杯鲜果汁，它只能被视为 1 份蔬菜水果。这是因为果汁相比于完整的水果含有更多的糖分，而且缺乏一些有益的营养素（如纤维素）。

一些未经加工的全谷物，他们含有天然谷物中所有的纤维素和营养素，这些物质会在食物的加工过程中流失，如制造白面包和意大利粉的过程。由于全谷物释放热量的时间较长，所以有助于延长我们的饱腹感，因此可以尝试在饮食中多加入些全谷物。日常饮食中，我们可以尝试以下几种方法增加全谷物摄入：①以全麦面包或全谷物面包代替白面包；②以糙米饭代替白米饭；③以全麦早餐谷物或麦片代替玉米片。

不要使用营养补充剂来预防食管癌

维生素与微量元素的缺乏可能与食管癌的发生有一定关系，但是为了预防食管癌，我们应选择均衡饮食，而不是使用营养补充剂。最佳的营养来源是食物和水，而不是营养补充剂。

目前，虽然有一些研究指出营养补充剂可以防癌，但这些研究的测试一般都只在某一类别的人群中进行，这些研究的结果可能并不适用于大

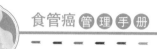

众。对大部分人来说，从天然食物中摄取营养素是最理想的，因为我们清楚地知道这些食物的风险和益处，而且丰富的蔬菜水果和植物性饮食已能提供我们所需的营养素。营养丰富的天然食物含有很多对健康有益的物质，如纤维素、维生素和矿物质，虽然营养补充剂也含有这些营养素，但科学家们也不能确定我们是否能从这些营养补充剂中得到相同的益处，而且一些高剂量的营养补充剂可能有损身体健康。

不过，使用营养补充剂可能对某类人群有益，以下是一些常见例子。

（1）准备生育的女性，应该在怀孕前到怀孕后的 12 周内服用叶酸补充剂。

（2）孕妇和母乳喂养的女性应该服用维生素 D 补充剂，若他们体内的铁质含量偏低，还需要铁质补充剂。

（3）低剂量的多种维生素和矿物质补充剂，可能对身体虚弱、低热量需求的年长者有益。

（4）年长者、少户外活动者或在户外时把身体全部遮盖者，以及不食用肉类和鱼类者，可考虑服用维生素 D 补充剂。

综上所述，想要了解自己是否需要服用营养补充剂，最好先向医生或者其他专业医护人员进行咨询，在专家的建议下进行营养补充。

平衡心态，心理健康

保持心理健康是战胜疾病的良药，也是获得健康机体、延年益寿的秘方。食管癌并不可怕，养成良好的生活习惯，保持积极乐观的生活态度和平衡心态，可防癌于未然。临床统计结果显示，90% 以上癌症患者的患病均与心理、情绪有直接或间接的关系，精神创伤、不良情绪可能成为患癌症的先兆。

精神因素与人体的免疫功能密切相关。良好的情绪和积极的心态能增强大脑皮质的功能和整个神经系统的张力，提高人体免疫力，可有效预防癌症，并有利于癌症的治疗；而负性心理可损害人的免疫系统，降低免疫力，可能诱发癌症。临床实践和科学研究证明，不良的心理—社会刺激因素是一种"促癌剂"：意外精神创伤可能加速癌症复发；压抑可能是人类癌症发病的一个危险因素；情绪低落和容易生气的人患癌症的可能性比健康人高。

怎样才算心理健康呢？世界卫生组织对健康的定义是：健康是一个人在身体、心理和社会方面的完满状态，而不仅仅是没有疾病或虚弱。心理健康体现在个体对自己的能力进行实现、正常应对生活压力和工作能力的能力，对自己的社区或环境的积极贡献。可以看出，评价心理健康有5个标准：①智力正常；②情绪良好；③人际关系和谐；④适应环境；⑤人格完整。

在日常生活中，如何才能让自己保持心理健康呢？我们可以从以下几个方面去做。

（1）给自己充分的安全感。

（2）充分了解自己，对自己的能力做出恰当的判断。

（3）生活目标切合实际。

（4）与外界环境保持接触，以便更好地适应环境。

（5）保持个性的完整与和谐。

（6）不断学习，学而不厌。

（7）保持良好的人际关系。

（8）能适度表达和控制自己的情绪。

（9）有限度地发挥自己的才能与兴趣爱好。

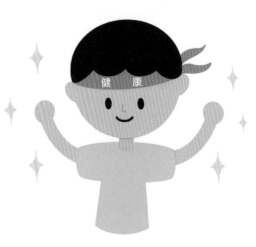

心理健康是战胜疾病的良药

每天最少运动 30 分钟

我们都知道经常运动有助于保持心脏健康，但还不了解运动有助于降低患癌风险。研究显示，运动在控制体重的同时还有助于预防癌症。自 20 世纪 90 年代以来，关于运动有助于预防癌症和减重的证据不断增加。研究指出，经常运动有助于体内的激素维持在健康水平，而体内某些激素的水平过高会增加患癌的风险。运动还会增强我们的免疫力，保持胃肠健康，促进饮食，在吸收更多营养素的同时又能控制体重。

在社会还没有当今发达时，大部分人都过着活动量较高的生活，人们的工作甚至做家务都需要很大的运动量。在 20 世纪后期，这种情况开始改变，大部分的工作都是静态的，因为我们发明了许多机器，如洗衣机、洗碗机、吸尘器等，它们能帮助我们做家务。很多短途的旅程都已被公共交通工具代替，看电视、玩电脑、玩手机等成为我们主要的休闲活动。这些改变意味着我们现在需要持续努力来把运动变成每天生活的一部分。其实一些小的改变，如以步行或骑自行车来代替开车或其他交通工具，便可带来极大的改善。

每天做 30 分钟中等强度的运动是一个好的开始。专家建议每天最少做 60 分钟中等强度的运动，或最少做 30 分钟剧烈运动来达到最佳的健康效益。

中等强度的运动（如快速步行）会令我们的心跳轻微加快和呼吸加深。有很多简单的方法可以让我们在日常生活中加入这类运动，所以不用刻意每天抽出 30 分钟来运动，多次较短的运动对健康有同样的好处（运动的总时间才是最重要的）。尽量选择自己喜欢的运动：①游泳；②跳舞；③快速步行到公交车站或地铁站；④走楼梯而不乘电梯；⑤做家务，如拖地、吸尘等。

剧烈运动会使心跳加快，身体感到热、出汗和气喘。如果想把剧烈运动变成日常生活的一部分，可以选择一些我们感兴趣和身体能负荷的运动：①慢跑；②爬山；③快速骑自行车；④参加有氧健身运动班；⑤到健身房运动，如使用跑步机；⑥参加团队性运动，如踢足球、打篮球。

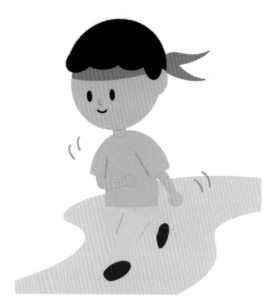

每天最少运动 30 分钟

二级预防

食管癌筛查的重要性

食管癌的发生经历了正常食管、食管炎症、食管轻度不典型性增生、食管中度不典型性增生、食管重度不典型性增生 / 原位癌、早期食管癌、中晚期食管癌等多个阶段，过程历时可能长达几年甚至几十年。食管炎症、食管轻度不典型性增生、食管中度不典型性增生与食管重度不典型性增生 / 原位癌这几个阶段是可以互相转变的，也就是说食管炎症可以发展为食管轻度不典型性增生也可以转变成正常食管，而食管重度不典型性增生可以转变为癌也可以好转变为中度不典型性增生。如果我们能够在身体刚刚发生改变时就及时"侦查"出来，同时对"侦查"出来的癌前病变和一些很早期的原位癌进行积极干预，食管癌的治疗效果就会非常好。

然而，食管癌在很早期通常没有任何症状，一旦出现症状，多已是中晚期，而这时检查的结果可能会很糟糕。很多患者因检查时间太晚错过了最佳治疗时间，进展期食管癌即使接受了外科手术为主的综合性治疗，5年生存率仍低于30%。可见，食管癌必须早期发现，才能有较好的预后。发现早期食管癌和高危癌前病变是食管癌筛查的主要目标。筛查是食管癌预防中不可缺少的一环。

▌如何才能在早期发现食管癌？

胃镜检查是早期发现食管癌的唯一有效途径，在食管癌的早期诊断和早期治疗中发挥着不可替代的作用。在日本、韩国等国家胃肠镜检查已经成为每年的常规体检项目。胃镜检查能够让医生直接观察到从喉部和下咽一直到十二指肠降部的消化道黏膜，从而早期发现可能的病变并及时做出处理。检查过程中，如果发现黏膜表面有异常改变，医生还可以进行仔细地放大、染色、活检等进一步处理以明确诊断，一些小的病变如息肉等还可以顺便切掉。这样就可以在黏膜早期的损伤、炎症或者不典型性增生，以及反流性食管炎等情况出现时就重点进行关注，及时做出处理，不会一直拖到晚期食管癌时才发现。

▌胃镜检查需要注意什么？

胃镜检查是一项操作时间短、发挥作用大、一举多得、精准到位的食管癌和胃癌的筛查方法。在进行胃镜检查时，我们只要需要注意以下几

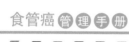
个方面就能轻松完成。

（1）检查前1天：进食容易消化的食物，如米粥类。晚餐后不要再进食或饮水，最好也停止吸烟。

（2）检查当天：检查当天早上需要空腹。检查前听从护士安排将利多卡因胶浆或其他麻醉剂含在口中，缓慢下咽进行口咽部的麻醉。

（3）检查时：进入胃镜检查室后，配合医生安排，不要紧张。取掉假牙及眼镜，松开衣领及腰带，左侧卧位。检查过程中鼻子吸气嘴巴呼气，注意适当深呼吸放松情绪。镜身到达咽喉部时配合做吞咽动作。如有不适情况实在不能忍受，可以用手势示意医生，采取相应措施。检查时，医生会不断打气把食管和胃充起来以便观察黏膜情况，所以腹胀是正常的。配合医生操作，不要过分呕吐或吞咽。

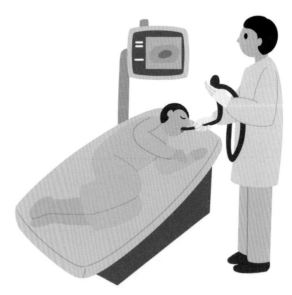

胃镜检查图

（4）检查后：胃镜检查结束后 1 ～ 2 小时咽部麻醉药仍可能发挥作用，此时不要饮水、进食，以免误吸入气管引起呛咳或误吸。取了活检的人检查后 2 小时才可饮水，4 小时后才可进食，忌食生、冷、硬和有刺激性的食物，禁止吸烟、饮酒、饮浓茶和浓咖啡，以免诱发创面出血，并注意大便是否发黑，如有必要及时去医院就诊。

哪些人群需要常规行胃镜检查？

根据《中国食管癌筛查与早诊早治指南（2022，北京）》，我国食管癌筛查的目前人群定义为年龄 ≥ 45 岁，且符合以下任意 1 条者，视为食管癌的高危人群。

（1）来自食管癌高发地区。

（2）有上消化道症状，如胸疼、恶心、呕吐、泛酸、腹胀等。

（3）有食管癌家族史。

（4）患有食管癌癌前疾病或癌前病变者，如食管不典型性增生、上皮内瘤变（中度以上异型增生）等。

（5）有头颈部肿瘤病史。

（6）合并食管癌的其他高危因素，如吸烟、中度饮酒、热烫饮食、进食过快等。

做胃镜检查会不会很难受？

不同的人对胃镜检查感觉差异很大，有人说胃镜检查"有窒息的感觉""快把胃吐出来了"，也有人说"没感觉""就是有点儿恶心而已"。很多人只要一想把一根管子从咽喉里插到胃里，就感觉很难接受，很紧张。

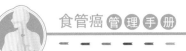

胃镜检查真的非常难受吗？我们可以先看看以下几个事实。首先，胃由内脏神经支配，胃镜检查过程中是不会产生任何疼痛感觉的，取活检也没有任何感觉。就像我们吞咽食物，过了咽喉就几乎没有感觉了。其次，胃镜检查前要进行口咽部的局部麻醉，这可以明显减轻咽喉局部的反应。再次，随着科技的进步，经过多年的改进，胃镜质量越来越好，图像越来越清晰，对局部的刺激也比以前减轻。目前，熟练的内镜医生一般十几分钟就可以完成胃镜的检查操作。做普通胃镜的时候多少会有一些不适感，如恶心、呕吐，尤其是咽喉部比较敏感的人。但是，除了恶心、呕吐之外，基本上也没有别的不舒服，大多数情况下只要配合鼻子吸气嘴巴呼气，慢慢深呼吸，这些不适都是可以耐受的。大部分害怕做胃镜的人都是没有做过的，所以才望而生畏。大家可以先亲身体验 1 次，如果体验感很差或者不能接受，以后也可以选择无痛胃镜。

多长时间进行 1 次胃镜检查？

随着公众防癌意识的提升，越来越多的人选择主动进行胃镜检查，随之而来的疑问也越来越多，"胃镜检查没事是不是代表不会得食管癌，以后都不用查了？""上次检查食管有轻微的炎症，医生说没多大事，还要再进行筛查吗？""间隔多长时间需要再次进行胃镜检查呢？"，《中国早期食管癌及癌前病变筛查专家共识意见（2019 年，新乡）》中已经对这些问题给出了明确的答案。

（1）筛查中如果发现有高级别上皮内瘤变（中度以上异型增生）、早期食管癌及进展期食管癌，应依据相应指南给予标准治疗。

（2）筛查中发现的低级别上皮内瘤变（轻、中度异型增生），病变直径大于 1 cm 或合并多重食管癌危险因素者，建议每 1 年进行 1 次内镜随访，其余患者可 2～3 年进行 1 次内镜随访。

（3）对于食管癌极高发地区，推荐筛查目标人群每 5 年进行 1 次内镜普查。对于其他地区，推荐对目标人群进行食管癌风险分层初筛，对高危个体每 5 年进行 1 次内镜检查。

食管癌其他筛查方法有哪些？

食管拉网细胞学是 20 世纪 50 年代我国首创的食管癌筛查方法，这种方法比较简便，受检者痛苦较小，很长一段时间内都应用于食管癌的筛查中。但是，越来越多的研究证实，食管拉网细胞学在无症状高危人群中筛检早期癌和癌前病变的敏感度非常低，因此目前不推荐传统食管拉网细胞学用于食管癌检查。

X 线钡餐主要用于食管、胃、十二指肠等的检查，能较好显示消化道轮廓、黏膜面和腔内病变。但是，早期食管癌由于癌组织仅限于黏膜下层，病变表浅，范围小，X 线改变很不明显，十分容易漏诊。因此，目前也不推荐其用于食管癌筛查。

食管新型细胞收集器是新型食管细胞学采样装置，比原有拉网细胞学采样成功率更高。初步研究结果显示其在食管鳞状细胞癌筛查中具有一定的应用价值。目前也有将其联合生物标志物检测用于食管癌筛查的报道。但是，这种方法应用时间尚短，效果有待进一步检验。

总之，食管癌的发生是一个漫长的过程。正确预防食管癌要求我们

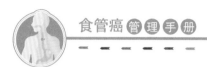
对致癌因素和个人风险有正确的认识。在了解可能致癌的高危因素并避免它们之外，充分认识到早期发现食管癌的重要性，主动接受食管癌的筛查同样非常重要。

第二章
食管癌的诊断

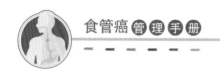

食管癌的内镜诊断

内镜检查是食管癌确诊的重要检查方法

多数中晚期食管癌患者是因吞咽不顺来医院就诊的，我们最先想到也必须进行的检查即是内镜检查，食管癌的内镜检查主要是明确4个方面的问题：①食管是不是长了肿瘤？②食管长的是不是恶性肿瘤（癌）？③食管长了几个肿瘤，肿瘤的位置、长度？④食管恶性肿瘤的分期情况？回答这些问题需要用到以下几种内镜检查及相关检查技术。

常规胃镜检查

常规胃镜检查是食管癌内镜诊断最主要的方法，常规胃镜检查主要包括内镜下观察病灶有无，进行多点活检及细胞学检查以获得确诊依据，判断是不是恶性肿瘤，观察肿瘤的位置、长度及形态。

胃镜下染色检查

常规内镜检查基础上喷洒色素进行消化道黏膜染色，食管癌的胃镜诊断最常用的是碘染色。常规内镜检查并不能发现所有的食管病变，尤其是早期食管癌与癌前病变。胃镜下碘染色能够提高食管癌（尤其是早期食管癌）的内镜下可视性，并能指导活检，提高活检的准确率，以达到病理确诊的目的，另外还能准确判断食管肿瘤病变的范围、发现多发食管肿瘤病灶，协助估计肿瘤的深度，这些对食管癌治疗方案的选择具有重要意义。

胃镜下碘染色并不适合所有的患者，以下患者需慎用：①孕妇及哺乳期女性禁用，以免影响胎儿及婴儿的甲状腺发育；②缺碘性甲状腺肿大及甲状腺功能亢进症者慎用，因为碘会干扰甲状腺素的合成及释放；③有碘过敏史者禁用；④慢性肾炎和肾病综合征者慎用。同时，胃镜下碘染色也有一些轻微的不良反应，如咽喉不适、烧痛感、恶心、胸痛等，多可自行消除，不用过于担心。

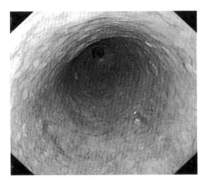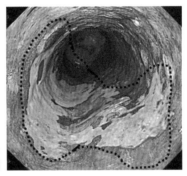

常规胃镜检查无法观察到明显的食管肿瘤病灶（左图），碘染色后（右图）早期食管癌清晰可见

▌超声内镜检查术

　　超声内镜检查术（endoscopic ultrasonography，EUS）是一种内镜检查与超声检查相结合的技术，能够实现对食管肿瘤病变浸润深度的判断及邻近器官、组织结构的超声探扫，是一种更为精细的影像技术，很大程度上拓展了内镜的诊断范畴，提高了内镜的诊断能力，是一种很有价值的诊断工具。

　　食管癌的超声内镜诊断主要应用为环扫超声内镜与超声微探头。后者频率高，分辨率好，尤其适用于消化道壁内病变的扫描，如食管癌浸润深度的诊断，探查食管周围淋巴结、大血管和邻近脏器后获得回声图像，根据食管周围淋巴结大小、形态及其内回声的结构判断是否转移，依据癌组织外侵及与周围血管、脏器的关系，可判定手术切除的可能性等，是目前食管癌分期诊断的最重要的方法之一。

气管镜检查

气管镜在食管癌诊断中同样也有重要的作用。由于食管与气管相贴邻，气管、支气管是食管癌外侵的常见路径。对于食管癌患者，尤其是颈段及胸上段晚期食管癌患者，常规行支气管镜检查判断有无气管、支气管受侵犯。这项检查对于判断食管的可切除性及气管食管瘘的发生有较重要的作用。

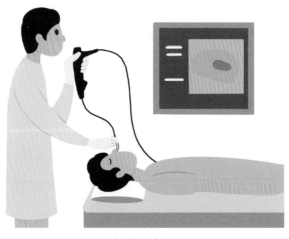

气管镜检查

食管癌 TNM 分期对于肿瘤的治疗方案、预后具有重要价值。TNM 分期是国际通用的一种肿瘤分期方法，T 代表肿瘤大小、N 代表淋巴结数目和位置、M 代表是否有远处转移。术前 TNM 分期是食管癌内镜诊断的重要内容，目前内镜检查可以评估食管癌 TNM 分期。一般的诊断程序为：先进行常规内镜检查和内镜下染色检查，估计癌浸润深度，尤其对早期食管癌有较大价值；再行超声内镜检查，评估癌浸润深度和局部淋巴结转移情况。对于颈段及胸上段食管癌行常规支气管镜检查评价病变与气管及支气管的关系。

内镜检查发现早期食管癌可以早期治疗

中晚期食管癌患者往往发现时已出现症状，患者治疗效果差且治疗后生活质量差。我们强调食管癌的早期诊断与早期治疗，内镜下发现的早期食管癌可以通过内镜下微创治疗而获得治愈，并且不影响患者术后的生活质量，这是食管癌内镜诊断与微创治疗的最大优势。

早期食管癌是指局限于食管黏膜层及黏膜下层的食管病变，没有淋巴结转移。早期食管癌大多没有症状，因此多数早期食管癌患者是偶然情况下做内镜检查发现的或在正常人群消化道早癌筛查中发现的。而早期食管癌发现后可以经内镜下微创治疗，治愈率远高于中晚期食管癌且患者术后生活质量与正常人无异，目前是我国提高食管癌治疗效果的关键措施。我国推荐以下人群进行早期消化道肿瘤筛查。

（1）年龄≥40 岁，男女不限。

（2）上消化道癌高发地区人群。

（3）幽门螺杆菌感染者。

（4）有上消化道症状者（如恶心、呕吐、进食不适、腹痛、腹胀、

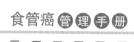

反酸、胃灼热等）。

（5）患有上消化道癌前疾病者（如食管低级别上皮内瘤变、Barrett食管；贲门肠上皮化生、低级别上皮内瘤变；胃重度慢性萎缩性胃炎、重度肠上皮化生和低级别上皮内瘤变、慢性胃溃疡、胃息肉、胃黏膜巨大皱褶征、良性疾病术后残胃 10 年、胃癌术后残胃 6 个月以上等）。

（6）有明确的上消化道癌家族史者。

（7）具有上消化道癌高危因素者（如重度吸烟、重度饮酒、头颈部或呼吸道鳞状细胞癌、恶性贫血者等）。

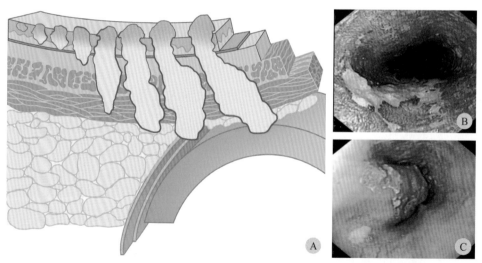

红色为肿瘤侵犯深度（A），早期食管癌内镜下表现（B），中晚期食管癌内镜下表现（C）。

食管癌分期示意图

📖 **早期食管癌的超声内镜诊断可以指导内镜下微创治疗**

食管壁在超声小探头下可以精细的分为多个层次：黏膜肌层、黏膜下层、固有肌层、外膜，能够准确判断食管肿瘤病变浸润深度，判断是否能够内镜下早期切除。

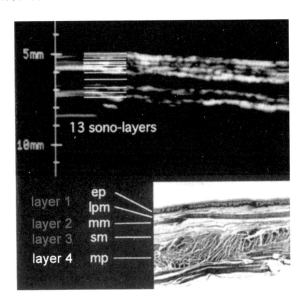

ep，上皮层；lpm，固有层；mm，黏膜肌层；sm，黏膜下层；mp，固有肌层，早期食管癌仅限于 layer 1 ～ 3。

食管内镜超声图像分层与食管黏膜组织关系

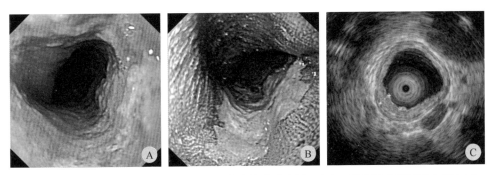

内镜观察距门齿 23 ～ 28 cm，3 点位至 8 点位食管黏膜糜烂、出血，糜烂灶表面覆以白苔（A），病变碘染色阳性，染色后病变与周围食管黏膜界限清楚（B）。超声内镜显示食管壁增厚，且主要以食管的黏膜肌层为主，局部黏膜下层增厚，病变周围未见明显肿大淋巴结（C）。

超声内镜显示病灶

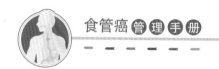
食管癌的其他影像学诊断

我们可以把食管想象成一根透明的"橡胶管"，如果"橡胶管"内有异物，怎么才能把异物和"橡胶管"的关系显示清楚呢？这就要用到我们的影像学检查，食管癌最常见影像学检查有食管气钡双重对比造影、CT、MRI、PET-CT和超声检查。

▌气钡双重对比造影

气钡双重对比造影俗称"钡餐"，是目前诊断食管癌最直接、最简便、最经济，而且较为可靠的影像学方法。食管气钡双重对比造影可发现早期黏膜浅表病变，对中晚期食管癌诊断价值更大，但对食管外侵诊断正确率较低，对纵隔淋巴结转移不能诊断。我们仍可以把食管想象成一根富有弹性的透明的"橡胶管"，如果"橡胶管"内有一个异物，比如有一块黏糊糊的"口香糖"粘在上面了，怎么才能显示清楚呢？假如把患者喝的"钡剂"想象成"牛奶"，"牛奶"可以均匀地涂抹在透明的"橡胶管"上，没有"口香糖"的"橡胶管"，"牛奶"在上面就是乳白色的，而有"口香糖"的位置就没有"牛奶"附着，这样"口香糖"的位置就能显示得特别清楚了，而这样的表现在影像学上的术语叫做"充盈缺损"，如果"橡胶管"的弹性很差了，都突出轮廓外了，在这段"橡胶管"上向外"存"了一些"牛奶"，而这些"牛奶"不容易顺着"橡胶管"流下去，这个存"牛奶"的部分专业术语就叫做"龛影"，如果"橡胶管"裂开或者破损了，"牛奶"漏出来了，专业术语叫做"穿孔"，通过对"橡胶管"和"牛奶"关系的理解不难看出，造影可以明确食管病变的位置、大小及有无穿孔。而想知道食管和周围组织的关系，造影就不够了，我们还要借助其他的影像学方法进一步检查。

做造影有哪些注意事项呢？首先就是禁食，食管造影检查一般都安排在上午进行，建议检查前一天的 20 时后就不要再吃东西了，以保证检查当天胃腔没有食物残渣，检查前为了有更好的检查效果，还要注射解痉针，注射解痉针的目的就是在检查时不让这根"橡胶管"上下乱动，如果患者有前列腺增生、青光眼、心动过速这样的疾病，一定要在护士询问时如实回答。我们在检查前还要吃"产气粉"，它可以

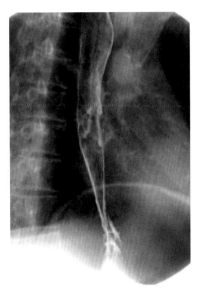

食管气钡双重对比造影图

避免"橡胶管"贴在一起，而让"橡胶管"撑开扩张，这样在检查的时候，才能看得清楚"牛奶"是怎么涂抹的。还有，检查前也一定不要饮水，饮水后"橡胶管"内壁就是滑滑的，"牛奶"肯定不会再涂上去了。

计算机断层成像

计算机断层成像（computed tomography，CT）作为一种非创伤性检查手段，被认为是对食管癌分期及预后判断最好的方法之一，在了解食管癌外侵程度、是否有纵隔淋巴结转移及判断肿瘤可切除性等方面具有重要

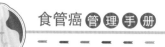

意义。CT 的分辨率高，特别是多排螺旋 CT，扫描速度极快，数秒内即可完成全食管扫描，避免了呼吸及心跳等运动伪影。多期动态增强扫描，最小扫描层厚为 0.5 mm，用于判断食管癌位置、肿瘤浸润深度、肿瘤与周围结构及器官的相对关系、区域淋巴结转移及周围血管肿瘤侵犯。一般认为，CT 片上正常食管壁的厚度不应大于 3 mm，超过 5 mm 则认为是异常。增强扫描除可以清晰显示病变和淋巴结外，还可明确病灶和气管、主动脉弓、奇静脉等重要器官的关系，为临床上准确分期提供可靠的依据。我们依旧把食管想象成"橡胶管"，这根"橡胶管"的管壁厚度如果超过了 5 mm，就说明"橡胶管"上粘上了"口香糖"，而且这块"口香糖"有点"硬"，可以破坏"橡胶管"的管壁，还可以突破到"橡胶管"外，粘上管壁外的组织。想象一下，CT 就好像把"橡胶管"包裹着"口香糖"的这个区域，切成一片一片的，每一片我们都可以看得很清楚，这就是横断扫描的优势。

目前，临床上常规应用的都是多排或多层的螺旋 CT，根据接收信号的探测器的数量，可以分为 16、32、64、128、256 排，排数越多，扫描的速度就越快，扫描的时间就越短，可以给临床治疗提供更多有价值的信息。最常用的后处理方法有多平面重组，也就是俗称的"三维重建"。三维重建可以清晰显示病变与毗邻结构的关系，以便定位、定性及定量诊断。但三维重建需要薄层 CT 扫描。平时做的无论平扫还是增强 CT，层厚（每一幅图之间的距离）一般为 5 mm，而薄层 CT 需要层厚为 0.5 ～ 2 mm，有利于观察细小病灶。同时，在表现为管状通道的器官，如食管这种空腔脏器，有一种特殊形式的三维重建叫"曲面重建"，其优势是可以使得弯曲的器官拉直、展开，显示在一个平面上，利于观察器官或病变的全貌，将 CT 扫描获得的数据与计算机图像重建的虚拟现实结合，实现模拟消化道内镜检查全过程影像的后处理技术，俗称"CT 仿真内镜"，它能够解决部分患者对镜检的恐惧心理，但缺点是不能取得病理诊断。

另外，作为高端 CT 设备，能谱 CT 利用病变的量化分析，为临床病变的诊断、鉴别诊断提供更加具有针对性、个性化的影像信息。

CT 检查分为平扫和增强两种，如果没有碘过敏、肾功能不全（肾衰竭）等禁忌证，尽量做增强 CT。检查前同样需要禁食，原因是检查时有少部分患者会恶心甚至呕吐，容易发生误吸。CT 检查也是 X 射线的一种检查，而且剂量较大，所以扫描时尽量以胸部检查为主要的检查项目，避免不必要的多器官多部位的扫描。

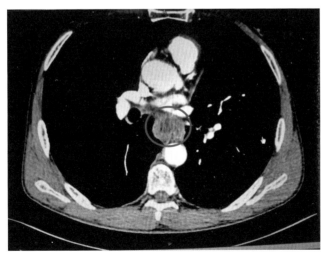

食管癌胸部强化 CT 扫描图像（红圈内为食管肿物）

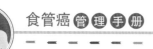

磁共振成像

磁共振成像（magnetic resonance imaging，MRI）无放射性辐射，组织分辨率高，可以多方位、多序列成像，对食管癌病灶局部组织结构显示优于CT。特别是高场强MRI设备的不断普及和发展，使MRI扫描速度大大加快，可以和CT一样完成薄层、多期相动态增强扫描，对病变侵犯范围、与周围器官的关系及淋巴结的检出均有提高。MRI的另一个优势就是扫描序列多，特别是一些不能做增强CT检查的患者，即使做MRI平扫的序列，也能得到清晰可用的图像，如平扫中T_2序列可以有压脂序列和普通序列，可以区分食管肿瘤是不是已经侵犯到食管壁外，对肿瘤的有效分期起到了重要作用。另外，MRI功能成像技术（如弥散加权成像、灌注加权成像和波谱分析）均可为病变的检出和定性提供有价值的补充信息，而且在肿瘤的治疗过程中，如放疗、化疗、免疫治疗中，这些功能显像还可以作为评估疗效的一种手段，通过分析功能显现数据的变化，对于肿瘤的疗效有一定的预判能力。MRI检查相对安全，优点是对局部病变显示清晰，对患者能否手术及治疗后的疗效评价有重要帮助。MRI检查的缺点一个是对运动伪影比较敏感，由于食管在纵隔腔内，特别是中下段贴邻心脏，在扫描过程会有心脏搏动的伪影，这时在扫描过程中要对相位编码进行调整，或者加装心脏门控；另一个缺点就是扫描的时间较长，一般做1次检查要在40分钟左右，需要患者的配合。如果患者体内有金属物，如做过外科手术或心脏支架，检查前一定要告知医护人员，确定材料后方能进行检查，金属在高场强MRI会有可能移位或大量产热，对身体造成严重危害。

上述 3 种重要的影像学检查技术各有特点，优势互补，应该强调综合检查，全面评估。

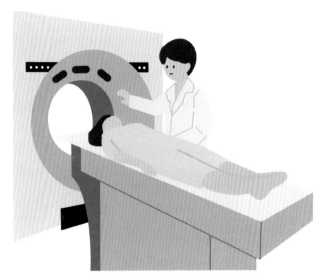

MRI 检查示意图

PET-CT

^{18}F-FDG PET 全称为 ^{18}F- 氟代脱氧葡萄糖（^{18}F-fluorode oxyglucose，^{18}F-FDG）正电子发射计算机断层成像（positron emission tomography，PET）。由于肿瘤细胞与正常细胞相比表现出高 FDG 摄取，因此 ^{18}F-FDG 在体内的分布情况能反映组织细胞对葡萄糖的利用状况，PET-CT 将 PET 功能影像和 CT 解剖影像有机结合，可用于显示原发肿瘤和转移性肿瘤。PET-CT 在食管癌的诊疗中主要应用于疗前分期、疗效评估、制定放疗计划。

在疗前分期方面，PET-CT 可一目了然地显示出转移淋巴结及远处转移病灶，对患者治疗方法的制订起到很大帮助。肝脏转移灶、肌肉转移灶

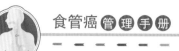

在 CT 上不易被发现，而在 PET-CT 上却很明显。

▌超声检查

超声通常不能显示食管病灶，食管癌患者的超声检查主要应用于颈部淋巴结、肝脏、肾脏等部位及脏器转移的观察，为肿瘤分期提供信息。超声还可用于对于胸腔、心包腔积液的检查及抽液体前的定位。

超声引导下穿刺可对颈部淋巴结、实质脏器的转移瘤进行穿刺活检，获得标本后进行组织学检查。

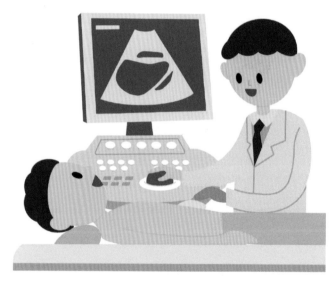

超声检查

食管癌的病理诊断

📖 病理检查的种类

病理诊断是肿瘤诊断的"金标准"，那么什么是病理诊断？病理诊断就是以离体组织为标本，通过固定、脱水、包埋、切片等过程将组织制备成极薄（几微米厚）的薄片放于玻璃切片上，对其染色后再放在显微镜下观察其组织结构和细胞形态，由病理医生做出诊断。病理医生诊断肿瘤主要依据组织的"异型性"，如正常组织长得"五官端正"，而恶性组织长得"头小而尖、眼小而圆"。

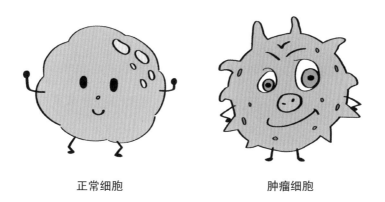

正常细胞　　　　　　　　　　肿瘤细胞

肿瘤细胞细胞膜不规则，长得"丑"，鼻子（细胞核）变大，鼻子也不规则，有鼻孔（核仁）。

食管正常细胞与肿瘤细胞形态对比

通俗地讲，食管癌的病理检查分为术前（治疗前）、术中和术后病理3种。

（1）术前（治疗前）病理的标本来源主要是内镜检查时钳取的少量组织，活检取样标本量较少（几毫米左右），其目的是明确是否为肿瘤及肿瘤的类型以指导决定治疗方式，一般需要3个工作日出具活检病理报告。当然，由于活检取样组织量小，且有时挤压较为严重导致病理医生看不清，或钳取的组织仅为坏死物时，1次活检可能无法有明确的诊断结果。

（2）术中病理即快速冰冻病理，是在手术过程中，通过特殊的病理技术（冰冻）在30分钟内对送检标本做出诊断，以指导决定手术方式和范围。食管癌术前通过取活检可以明确诊断，术中可能会送检的一般是手术的切缘：手术过程中，或是为了尽可能多地保留食管，或是受到解剖位置的限制，抑或是肿瘤边界不清，切除的食管不一定满足安全的切除范围，那么离断食管的切缘是否有肿瘤就需要得到病理的证实——如果病理医生诊断切缘有肿瘤，外科医生还需要继续切除部分组织。

（3）术后病理是最终的诊断结果，是对切除标本进行的完整评估，是术后治疗的主要依据。其内容包括了肿瘤大小、病理类型、分化程度、侵犯深度、有无脉管瘤栓和神经侵犯、邻近周围结构受累情况、切缘情况、淋巴结转移情况、pTNM分期（p代表术后，T代表原发肿瘤的深度，N代表区域淋巴结转移，M代表远处转移）等，一般需要5个工作日出具完整病理报告。如果病理医生用普通染色不能明确诊断，还需要用免疫组织化学（简称免疫组化）染色进行辅助诊断，一般需要7～8个工作日出具完整病理报告。

📖 病理类型与癌前病变

首先我们要先厘清一个概念：肿瘤≠癌症。肿瘤包括良性、交界性和恶性肿瘤。老百姓所说的"癌症"泛指所有的恶性肿瘤，而从病理类型上恶性肿瘤包括癌（来源于上皮组织，如食管癌）、肉瘤（来源于间叶组织，如平滑肌肉瘤）等。就食管的恶性肿瘤而言，中国最常见的是鳞状细胞癌（简称鳞癌），而欧美最常见的是腺癌。其他少见类型还有小细胞癌等。

什么叫鳞状细胞？正常的食管表面被覆的是鱼鳞样排列的扁平细胞层。从生物进化的角度来说，食管是伴随着爬行类动物颈部的延长而出现的，也就是说，食管不同于胃肠道表面黏膜腺体的"分泌"作用，而是主要起到"运输通道"作用，鱼鳞样排列的细胞层有助于保护食管完整不易被损伤。但是，当持续的外界刺激（如滚烫的食物、腌制食品、烈酒、吸烟等）不断刺激食管时，正常的鳞状细胞会在刺激下逐步变得"丑陋"（细胞异型）。先是食管黏膜上皮的底部1/2层的鳞状细胞变得"丑陋"（低级别上皮内瘤变/异型增生），大多数可以稳定或逆转为正常，只有很少数会继续发展，继续发展为大于底部1/2层的鳞状细胞变得"丑陋"（高级别上皮内瘤变/异型增生），甚至挤满了鳞状细胞全层（传统意义上的原位癌，现在也归于高级别上皮内瘤变/异型增生），虽然这些"丑陋"的细胞具有和癌细胞类似的模样，但还有基底膜阻隔，不会发生转移，所以还不是真正的癌，称为癌前病变，但这时如果不治疗，大多数最终会突破基底膜而发生浸润，变成真正的癌。这就是鳞状细胞从正常到癌前病变再到癌的发生发展过程。

食管癌大多数是单发的，即最常见的情况是只在一处发生一种肿瘤（如单发鳞状细胞癌），有时也可以在多处发生一种肿瘤（如多原发鳞状细胞癌），少数情况下，可以在一处发生多种肿瘤成分的混合（如腺鳞状细胞癌、复合性小细胞－鳞状细胞癌）或者在多处发生多种肿瘤（如一灶鳞状细胞癌一灶腺癌）。另外，癌旁还可以伴有与癌连续或不连续的癌前病变。

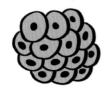 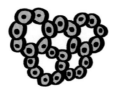 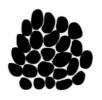

鳞状细胞癌　　　　　　腺癌　　　　　　小细胞癌

鳞状细胞癌像鱼鳞，腺癌有两个不规则的轱辘相邻，小细胞癌有多个不规则实心"燕麦"。

食管癌的不同组织学类型对比

病理报告中的其他术语

（1）大体分型：在处理手术标本的过程中，病理医生会先观察肿瘤的外观形状特点，并将其分类，即大体分型。早期／表浅癌的大体分型包括隆起型、表浅隆起型、表浅平坦型、表浅凹陷型和凹陷型。而中晚期癌的大体分型包括髓质型、缩窄型、溃疡型、蕈伞型和腔内型，其中最常见的是髓质型。病理的大体分型和内镜检查所见的大体分型比较一致。大体分型对提示肿瘤的类型、深度、转移和预后有一定帮助。

（2）分化程度：分化（与正常组织长得像）是与异型（与正常组织长得不像）相对的概念，用来划分肿瘤组织镜下的"丑陋"程度，一般分为高分化、中分化和低分化。肿瘤分化程度越低，异型性越大，一般来说预后也越差。

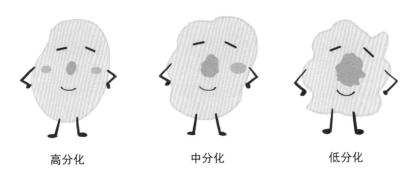

高分化　　　　　　　中分化　　　　　　　低分化

从高分化到低分化，角化珠越来越少，鼻子（细胞核）越来越大，细胞膜和细胞核越来越不规则。

鳞状细胞分化程度对比

（3）浸润深度：即 TNM 分期中的 T 分期，是肿瘤预后的最重要因素之一。食管是一根管，管壁有 4 层，由内到外依次是：黏膜层、黏膜下层、肌层、外膜。黏膜层又可以分为上皮层、黏膜固有层和黏膜肌层；黏膜下层又可以分为浅、中、深 3 层；固有肌层又可以分为浅、深 2 层。"丑陋"细胞发生在鳞状上皮，突破基底膜后，最先在黏膜固有层内浸润，之后向深部浸润，侵犯到食管的黏膜下层、肌层、外膜，突破一层又一层的"防线"。依据其浸润深度可以划分到不同的 T 分期，分别是 T_1（包括 T_{1a} 和 T_{1b}）、T_2、T_3。食管癌还可进一步侵犯食管周围结构，如胸膜、心包、奇静脉、膈肌、腹膜、主动脉、椎体、气管等，分期是 T_4（包括 T_{4a} 和 T_{4b}）。浸润深度越深，T 分期越高，转移风险越大，预后越差，尤其

是 T_4 期可能会因为侵犯不可切除的器官而失去手术机会。而局限于上皮层的癌前病变的 T 分期为 Tis，没有转移风险。对于某些实体器官肿瘤（如乳腺癌），肿瘤大小对转移和预后的影响大，T 分期主要依据肿瘤大小划分；而在食管癌，肿瘤大小远没有深度影响大，所以食管癌 T 分期里没有依据肿瘤大小划分。T 分期是食管癌治疗方式决策的重要参考指标之一。

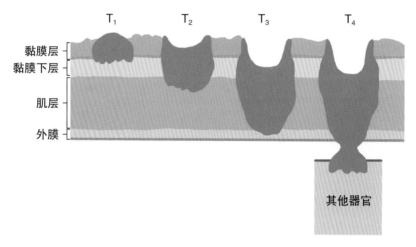

食管癌不同分期的肿瘤浸润深度

（4）区域淋巴结转移：即 TNM 分期中的 N 分期，是肿瘤预后的另一重要因素。食管癌的淋巴结分期主要与转移数量有关。病理报告里会报告淋巴结总数和转移数。例如，病理报告中的"淋巴结转移性癌（4/15）"是指在检出的 15 枚淋巴结中，有 4 枚发现了转移性癌。食管癌的 N 分期是按淋巴结转移个数划分的：N_0，无区域淋巴结转移；N_1，1～2 个区域淋巴结转移；N_2，3～6 个区域淋巴结转移；N_3，≥7 个区域淋巴结转移。N 分期也是食管癌治疗方式决策的重要参考指标之一。

（5）远处转移：即 TNM 分期中的 M 分期，同样是肿瘤预后的重要因素，包括远处淋巴结转移和器官转移（如肺、肝、骨等）。根据有无远处转移分为：M_0，无远处转移；M_1，有远处转移。M 分期也是治疗方式决策的重要参考指标之一。如果术前影像学检查提示有远处转移，一般不会考虑直接做食管切除手术。所以，一般食管癌手术标本的病理报告中没有远处淋巴结和器官转移的情况。

（6）脉管瘤栓（脉管侵犯）及静脉侵犯：脉管瘤栓和静脉侵犯是肿瘤向外转移的快速通道之一。肿瘤在淋巴管或血管内形成栓子，可随着淋巴液或血液流动而转移到淋巴结和远处器官。脉管瘤栓是肿瘤的转移、复发及预后的重要危险因素之一。

（7）神经侵犯：肿瘤可以通过神经束向周围蔓延，神经侵犯也是肿瘤转移、复发及预后的重要危险因素之一。

辅助诊断技术

免疫组化是利用抗原 – 抗体反应使组织内的某种特异蛋白显色的技术，抗原 – 抗体的结合是特异性的，一个抗体针对一个抗原，就像放学时家长总能在人群中一眼就准确找到自己家的小朋友一样。通常免疫组化项目使用几个字母的英文缩写（也可以有数字）代表，用 –/+ 表示结果阴性 / 阳性（有些项目用 1+/2+/3+ 表示弱阳性 / 中阳性 / 强阳性，有些项目用百分数表示强弱）。

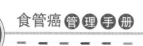

按用途来划分，食管癌常用的免疫组化项目分为 3 类。

（1）第 1 类辅助明确肿瘤类型，普通染色切片是存在一定局限性的，如低分化鳞状细胞癌和小细胞癌两者细胞看起来都很"丑陋"，有时难以区分，但预后和治疗方式却存在较大差别，这时可以借助免疫组化 P40、P63（如果阳性则提示为鳞状细胞癌）和 CgA、Syn（如果阳性则提示为小细胞癌）鉴别诊断。

（2）第 2 类提示预后风险，如借助 CD31 和 D2-40 染色判断有无脉管瘤栓，或用 Ki-67 判断肿瘤的增殖活性等，有脉管瘤栓的和增殖活性较高的病例预后会较差。

（3）第 3 类为治疗方案提供依据，如 HER-2 对应曲妥珠单抗，PD-L1 对应免疫治疗等。

总而言之，免疫组化是最常用的病理辅助技术，在辅助诊断和指导治疗中发挥着重要作用。

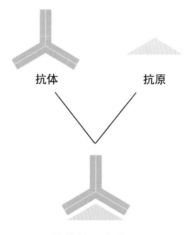

抗体是 Y 字形。

免疫组化的原理：抗原 – 抗体反应

食管癌最常用的特殊染色技术是弹力纤维染色，是通过特殊的染色液直接将弹力纤维着色，显示静脉壁，有助于判断静脉侵犯是否存在。

食管癌的分子病理检测主要是检测核酸（DNA、RNA）层面的异常。食管癌的分子病理检测主要有3个方面的作用。

（1）辅助诊断，一些罕见的食管肿瘤的诊断需要借助分子病理手段。

（2）指导治疗，二代测序可以检测靶向治疗靶点和肿瘤突变负荷，指导靶向治疗和免疫治疗。

（3）分子病理检测对于诊断遗传性肿瘤综合征也有着重要意义。

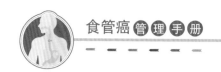

食管癌的细胞学诊断

▌什么是食管刷片检查？

食管刷片是内镜科医生将一根前段装有内视镜的纤维软管，经患者口伸入到胃部，观察患者上消化道内情况，看到异常处（如黏膜变白、充血、糜烂、肿物等）通过细胞刷刷取细胞，进行细胞病理学检查的方法。食管刷片是食管癌早期发现、早期诊断的一种简便有效的辅助诊断手段之一。

▌食管刷片在诊断食管癌中的意义

（1）食管刷片对于食管癌的敏感性较高，文献报道为87%～100%，与组织学相近（83%～96%）。

（2）食管刷片与组织学活检在诊断上可以相互补充，两者同时应用的准确性高于单独组织学活检。

（3）食管刷片操作简便，可以很快获得诊断结果，受到临床医生的欢迎，在有些医院食管刷片作为常规项目与组织学活检同时进行。

▌食管刷片在诊断食管癌中的优势

（1）食管刷片可以刷取到较大范围的黏膜，从而获得更充分的样本。

（2）当肿瘤引起管腔狭窄时，往往无法咬取活检，而食管刷片则较易获得成功。

（3）对于不典型性增生和早期癌的病例，黏膜病变区与周围正常区的边界不是很清晰，食管刷片可以大范围地获取样本，且较容易刷取到病变处。

（4）对于某些特殊病例如淋巴瘤，活检易造成组织挤压给诊断带来困难，而刷取的细胞形态完好，往往能做出正确诊断。

▌内镜科医生刷取细胞学标本后如何在实验室进行检查？

标本传送至实验室后，由技术人员完成核对标本→制片（将细胞承载至玻璃片上）→固定（在95%酒精中充分浸泡）→染色（包括巴氏、吉姆萨、HE染色等）→封片的一系列过程后，制成1张"完美"的细胞片，交由细胞学医生显微镜下观察并出具诊断报告。从接收标本到诊断报告发出一般需要4～6小时。

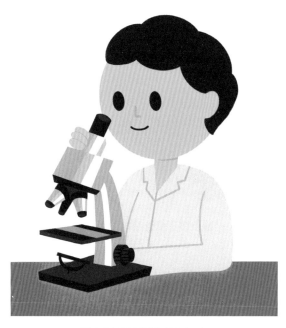

医生通过显微镜观察标本

液基制片技术在食管癌诊断中的应用

拿到一份细胞病理的诊断报告，细心的患者会发现报告中会出现"制片类型"这一项，对于食管细胞学标本来说，细胞学的制片主要包括常规涂片和液基制片。在细胞学技术发展的初期，主要应用的是常规涂片，即内镜科医生将细胞直接涂在玻璃片上，但由于食管取材过程中黏液、炎细胞、血细胞及涂片过厚都会导致细胞模糊，结构观察不清晰，不同程度上影响细胞学医生的诊断。液基制片是20世纪末发展起来的细胞制片技术，内镜科医生将刷取的细胞直接放入特殊的试剂中，这种试剂不仅能将细胞保存得很好，还能清除标本中多余的血细胞及黏液，可通过仪器的负压吸引及一种类似"筛子"的过滤器，将筛选过的细胞印在玻璃片上。筛选后的细胞去除了干扰，有"问题"的细胞就更容易被诊断医生发现，从而确保报告的准确性。

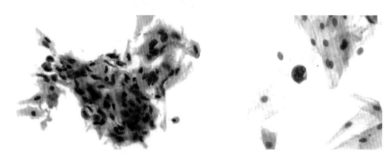

显微镜下食管鳞状细胞癌图

细针穿刺技术在食管癌转移诊断中的应用

锁骨上淋巴结转移是食管癌尤其是中上段食管癌转移的常见部位，也是医生检查时容易触摸到的，一般锁骨上淋巴结超过 1 cm 往往预示转移可能性大，通过细针穿刺可以确诊。

　　细针穿刺（fine needle aspiration，FNA）是一种比较安全的检查方法，患者损伤小，痛苦小，不必在麻醉下操作，取材完成后不留瘢痕。

　　只要是体表能触及的淋巴结都能进行细针穿刺，主要检查器械为普通肌内注射器（外径 0.7 ～ 0.8 mm），一般由经验丰富的细胞病理学医生 / 外科医生操作完成，主要过程包括触诊（确定肿块大小、形态、边界、位置、活动性及数量）→进针（多个方向取材）→出针→制备涂片或细胞块→显微镜下观察诊断（必要时可加做免疫组化或基因检测等辅助检查，为临床治疗提供依据）。

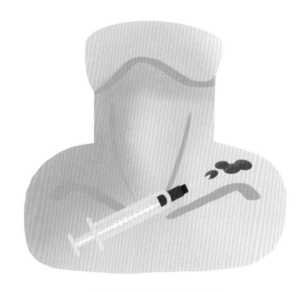

颈部淋巴结细针穿刺活检

■ 穿刺后常见并发症的处理

　　穿刺是微创性检查，并发症很少出现，即使出现也很轻微。极少部

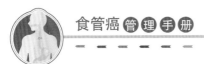

分患者会出现以下情况：①出血或形成血肿；②局部疼痛；③穿刺部位感染；④一过性头痛、头晕、晕厥（晕针）；⑤锁骨上和胸部肿物穿刺者偶见气胸，出现率极低。

穿刺前应适当进食，尽量不空腹，以防止出现低血糖引起的头晕或晕针等情况，穿刺后局部用力按压10分钟能有效减少出血、血肿的发生，穿刺当日最好不要洗澡以减少感染。如出现上述情况应第一时间告知穿刺医生，及时进行对症处理。

第三章
食管癌的治疗

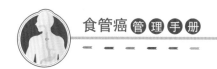

食管癌的外科治疗

食管癌的治疗方法很多，包括手术、放疗、化疗、内镜治疗、免疫治疗、中医中药、射频、激光、粒子植入、支架置入等。目前最常用的方法仍与传统治疗一样，外科手术、放疗及内科治疗是三大主要治疗手段。很多人都认为手术是最好的治疗方法，其实现在单一的治疗手段已经过时了，通常是几种手段联合应用，用"组合拳"，专业的话叫"综合治疗"，能手术的患者就可以用以手术为主的综合治疗。具体治疗方法都是因具体情况而变化的，常见的是食管癌早期的患者进行手术治疗（包括在胃镜下切除黏膜病变的超微创手术），中期的患者常要先做放化疗再手术，手术后再根据手术情况考虑需不需要下一步治疗。食管癌晚期的患者治疗手段比较多，化疗最常用，其次是放疗、靶向治疗和免疫治疗，以及上面提到的其他方法。总体来说，食管癌的外科治疗不是直接就上手术台切掉，而是要具体情况具体分析，一定要听从正规医院的专科医生的建议。

经过一个多世纪的发展，目前食管癌的外科手术技术已经非常成熟。食管癌的术式多种多样，可以经左胸或右胸手术，也可以不经胸而经膈肌裂孔手术。近十几年来，主流的手术方式是胸腹腔镜联合微创食管癌切除术。

食管癌手术的术前准备

患者要完成很多检查，以判断适不适合手术，如果没有手术的禁忌证，就可以选择时间准备手术了。术前检查目的：①看肿瘤能不能切除，或者如何手术切除，即确定手术方案；②要看患者的身体条件允不允许手术，心肺功能和肝肾功能可否耐受手术，有没有基础疾病，身体的营养如何。

常见的食管癌患者有糖尿病、高血压等合并症，需要监测并控制血糖、血压，必要时需进行药物干预；同时患者应进行营养状态评估，必要时需进行营养干预，如口服肠内营养制剂、进行静脉营养支持等；心肺功能差的患者可能需要通过必要的雾化、呼吸功能锻炼等，增加其术前心肺功能储备，降低手术风险。为降低术后呼吸道感染的风险，建议患者术前洗牙，保持口腔卫生。另外，食管癌患者多为老年人，部分患者因合并症（如高血压、冠心病等）长期口服药物，这些基础疾病一定要考虑到，尽量控制平稳，减少手术的风险。

食管癌手术的过程

食管癌的手术不只是简单的切除肿瘤，主要包括 3 个部分：肿瘤的切除、淋巴结的清扫及消化道的重建，这 3 个部分同等重要。食管癌手术范围广，几乎包括整个食管，从颈部、胸部到腹部，因此手术步骤复杂，创伤较大，术后并发症多。进入 21 世纪以来，随着胸腔镜及腹腔镜技术

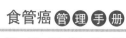

的应用，微创食管切除手术技术日渐成熟，成为主流的食管癌手术方式。相较于传统的开放手术，微创手术有很多优点：减少了手术创伤，降低了术后并发症，清扫淋巴结更彻底，提高了患者的生活质量。因为食管走行范围广，病变可以位于食管的颈段、胸上段或胸中下段，根据病变位置、肿瘤大小、淋巴结转移情况及术者习惯，可以选择不同的手术方式。手术基本上要切除掉大部分食管，这样切除才彻底，切除后怎么经口吃饭？切除后还涉及重新建立一个管道用于食物通过，这就叫做消化道重建。常规选择胃代替食管，也就是将腹腔里的胃游离以后上提到颈部或者胸腔与剩余的食管吻合（接起来）；如果患者的胃不能使用（如既往曾行胃大部切除、同时合并胃癌等），可选择结肠或者空肠来代替食管。以下是几种常见的消化道重建手术方式。

（1）微创颈胸腹三切口食管癌切除手术。这是一种借助腔镜技术进行的微创手术，就是我们现在经常说到的腔镜微创食管癌切除术。该术式颈部仅需要 3～5 cm 切口，胸部仅需要 4 个 0.5～1 cm 的洞，腹部仅需要 5 个 0.5～1 cm 的洞加 1 个 5 cm 的切口。该手术方式已经很成熟，在稍大的三甲医院已经得到常规开展，优势越来越被大家认可。该术式将肿瘤和淋巴结清扫得都比较彻

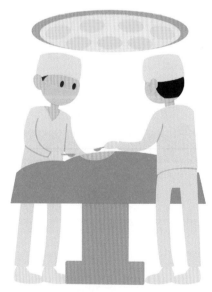

食管癌外科手术示意图

底，因此患者术后疼痛更轻，恢复更快，术后生存的时间也不比传统手术短。相比于开放手术，不存在切不干净等风险，是目前世界上应用最广泛的手术方式。

（2）颈胸腹三切口食管癌切除手术。手术原则和上文提到的微创三切口手术一样，不同的是，这种手术不是微创，而是腹部有接近30 cm切口，右胸有25 cm左右切口，颈部有6 cm左右切口。有时可能还要切断1根肋骨，这种手术创伤较大，术后疼痛较重，手术风险大。目前多数医生认为，这种手术与腔镜微创的三切口手术预后相比并无优势，所以这种手术方式逐渐被腔镜微创手术代替。

（3）经上腹右胸两切口食管癌切除术。该手术步骤为先平卧位开腹或者腔镜微创游离胃，再左侧卧位开右胸或者腔镜辅助切除食管，行胃食管胸内吻合。这种手术方式多为西方所用，对于食管下段癌和贲门癌的手术，是一种比较合适的手术方式。

（4）经左胸一切口食管癌切除术。这一术式是我国以往最常见的手术方式。只需要胸部一个切口，切除食管后打开膈肌游离胃，将胃提到胸腔内与食管进行吻合。这种手术方式目前在我国有些医院还在开展，优点是速度快，符合传统习惯。但这一术式对于清扫右上纵隔淋巴结有一定局限性，又破坏了膈肌，无法行腔镜微创手术，因此正被越来越多的腔镜右胸手术代替。

（5）不经胸（经膈肌裂孔）食管癌切除术。这一术式以前称为食管拔脱手术。经颈部切口向下游离食管，经腹部切口沿膈肌裂孔向上游离食

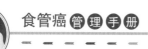

管。因该手术不经胸，对肺功能影响小，适用于颈段食管癌及特别早期的食管癌，尤其是低肺功能或胸腔致密粘连的患者。随着微创技术的发展，近年来，我们尝试将腔镜应用于这一术式，使原来的盲目拔脱变为腔镜下的切除，同时可以清扫纵隔淋巴结。

虽然食管癌的手术方式多种多样，但是任何术式的选择都必须基于肿瘤学的基本原则——肿瘤的根治性切除，也就是保证手术能够将肿瘤和淋巴结切干净。在此基础上，根据患者的病情、术者的习惯选择合适的术式。有研究表明，选择术者最习惯的术式能够显著降低食管癌手术的并发症。

食管癌手术后的管理

食管癌手术复杂，术后并发症发生率高，文献报道食管癌术后各种并发症的发生率在40%甚至60%以上。近年来，随着微创技术的发展及加速康复外科（enhanced recovery after surgery，ERAS）理念的提出，食管癌患者的术后并发症发生率明显降低，术后康复速度明显加快。经典的食管癌术后的恢复过程一般要经过：术后禁食5～7天，然后开始进食清流质（水）→流质（汤）→半流质（粥等）→普食等，这样一个1～2周的过程。同时患者术后需要放置胸腔引流管、鼻胃管、鼻饲管（或空床造瘘管）等，并根据恢复情况逐渐拔除。

术后引流管的放置、护理及拔除

（1）胸腔（或纵隔）引流管。一般经胸腔放置，接胸腔水封瓶。食管癌手术最困难的部分在胸部，大部分术者习惯于放置胸腔引流管。通过胸腔引流管可以排出胸腔内积液、积气，促进肺部复张；同时通过观察胸腔引流情况了解患者术后是否出现了胸腔内出血、乳糜胸及胸内瘘等并发症。术后护理人员会定期更换胸瓶；如胸腔引流量不多，双肺复张良好，可以拔除胸腔引流管。少数患者在拔除胸腔引流管后胸腔放置引流管的伤口可能会出现渗液，一般经过正常换药护理很快就可以愈合。

（2）鼻胃管。一般经鼻腔放置到胃里，主要的作用是减压，也就是将胃里积的胃液引流出来，放置吻合口及胃残端张力过大，引起吻合口瘘或残胃瘘。另外，通过鼻胃管也可以观察是否有吻合口瘘等情况发生。传统的观念认为术后 5～7 天甚至进食后才能拔除胃管，但是随着管状胃技术及吻合技术的改进，现在越来越多的术者选择不放置鼻胃管或者术后 1～2 天早期拔除胃管。

（3）鼻饲管或空肠造瘘管。两者均为术后肠内营养管路。鼻饲管经鼻放置到十二指肠，空肠造瘘管经腹壁放置到空肠。术后经肠内营养管可给予肠内营养，充足的肠内营养可以达到正常成人的进食量。对于术后需要辅助治疗的患者，可以选择保留空肠造瘘管至术后辅助治疗结束，帮助患者足量完成术后辅助治疗。

根据术者习惯及术中状况，有时还会放置腹腔引流管或颈部引流管。总之，术中放置的任何引流管都有其特殊的作用，术后需要小心护理，防止脱管。

术后腹腔引流管

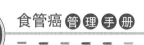
▋ 加速康复外科及"免管免禁"

ERAS 的核心理念是减轻手术患者的生理及心理创伤应激，以加速康复，最终实现"无痛及无风险的手术"目标。随着微创技术的应用，食管手术的术后疼痛与不适主要源于术后引流管的放置，还有吻合口瘘、肺部炎症等术后并发症。因此，在食管外科领域实现 ERAS，主要是基于吻合技术的改进和在保证安全的前提下减少引流管的放置。国内有专家开展了"免管免禁"技术，具体来讲，患者术中仅放置 1 根细纵隔引流管，且引流管自腹部引出，大大减轻了术后疼痛。同时，患者术后可正常进食，包括流质、半流质及常规普食，经过 5 天左右其进食量即可满足生理需求，此时可出院进行恢复。总而言之，ERAS 理念的实施大大降低了食管癌手术的风险，提高了食管癌手术的安全性和舒适性。

▋ 食管癌术后常见并发症

食管癌手术后并发症较多，除了常规手术的术后出血、血栓等，还有肺部感染、吻合口瘘、喉返神经损伤导致声音嘶哑和饮食呛咳及乳糜胸等比较常见的并发症。下面逐一进行介绍。

（1）术后出血。术后出血是所有手术都存在的风险。术中术者都会进行仔细地止血，确保手术部位没有出血才会缝合伤口。但是极少数术中通过超声刀、电刀等切断或闭合的小血管，在术后可能出现血痂脱落，引起活动性出血，必要时需要再次手术止血。

（2）术后血栓。食管癌患者术后卧床时间长，同时肿瘤患者的血液处于高凝状态，因此食管癌患者术后极易形成下肢静脉血栓。下肢静脉血栓一旦脱落可以随血流回流至心脏，进入肺循环引起肺栓塞。肺栓塞一旦发生，患者的死亡率较高。术后血栓也可引起其他心脑血管疾病，严重的会危及生命。因此，我们建议患者术后第 1 天即进行下床活动，如果实在无法下床，也要在床上活动下肢；同时术后常规使用低分子量肝素进行抗凝，减少术后血栓的发生。

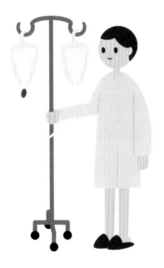

术后应尽快下床活动

（3）肺部感染。肺部感染是食管癌术后发生率最高的并发症之一。长期吸烟、低肺功能、术中单肺通气及术后误吸等原因，均可引起术后肺部感染。一旦发生肺部感染，则需要使用抗生素进行抗感染治疗，同时配合雾化化痰等，如果肺部感染进一步发展有可能出现呼吸衰竭等，需要气管插管、呼吸机辅助呼吸。降低术后肺部感染的发生率，从患者方面来讲首先是术前要戒烟至少 2 周，同时进行肺功能锻炼、保持口腔卫生等；术后积极正确咳嗽排痰、早期下床活动、高半卧位及进食过程细嚼慢咽防止误吸等。

（4）吻合口瘘。吻合口即食管与胃的"接口"，如接口没有长好即是吻合口瘘。一旦发生吻合口瘘，胃及食管内的消化液、痰液等会从瘘口流出，引起颈部或胸腔内感染，严重时会出现全身感染中毒症状，甚至危及生命。文献报道吻合口瘘的发生率在 5%～30% 不等，吻合口瘘的发生与多种因素相关，包括患者的基础疾病，如糖尿病、术后肺部感染等。对吻合口瘘的治疗主要包括：通畅引流、营养支持及抗感染治疗。一般情况下，不会对吻合口进行二次缝合，因为二次缝合后基本会再次发生吻合口瘘，吻合口瘘的愈合主要依靠周围组织逐渐将炎症及瘘口局限，然后愈合。

（5）喉返神经损伤导致声音嘶哑和饮食呛咳。喉返神经分为左侧及右侧喉返神经，是喉肌的主要运动神经，也就是控制声带运动的主要神经。而喉返神经旁的淋巴结是食管癌淋巴结转移率最高的部位，因此在手术中需要对双侧喉返神经旁淋巴结进行系统清扫。在淋巴结清扫过程中，对神经的牵拉、骨骼化及侧向损伤等，都可能导致神经受损，从而出现术后声音嘶哑、吞咽呛咳等症状，如发生双侧喉返神经损伤，还需要行气管切开。单纯的声音嘶哑，术后经过 3～6 个月恢复训练，声音和吞咽功能可恢复至正常。

（6）乳糜胸。乳糜胸即胸腔内出现大量乳糜（淋巴液）。胸导管在胸腔内的走行紧邻食管，因肿瘤外侵、胸导管变异等原因，术中胸导管损伤即可发生乳糜胸。术后少量乳糜胸，一般是胸导管侧支损伤所致，经禁食、控制液体入量等保守治疗，大部分可以好转；大量乳糜胸，一般是胸导管主干损伤所致，如保守治疗无效需要再次手术行胸导管结扎。

综上所述，食管癌手术创伤大，术后并发症发生率高，极少数并发症是致命的。随着外科技术的进步，目前的食管癌术后并发症发生率较前已经大大降低，但仍需要医护及患者共同努力，对术后并发症处理遵循"想到、看到、做到"的原则，及时发现，及时处理。

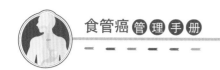

食管癌的内科治疗

内科治疗在食管癌综合治疗中扮演的角色

外科手术、放疗和内科治疗是肿瘤治疗领域的三大有力武器，而在合理选择这些武器的决策中，综合治疗的理念尤其重要。所谓综合治疗，是在全面掌握患者病情的基础上，充分利用各种抗肿瘤手段，合理制订治疗计划，以缓解症状、延长生存时间并提高生活质量。由此可见，在恶性肿瘤的治疗过程中，往往不是一种疗法单打独斗，而需要多种治疗手段共同参与，食管癌也不例外。在食管癌的综合治疗中，内科治疗扮演了重要的角色，主要的作用如下。

（1）对于适合进行手术切除的早期食管癌，在手术前或手术后进行化疗，可能提高手术成功（完整、彻底切除肿瘤）的概率，降低未来疾病复发、转移的风险。

（2）对于不能进行手术切除的局部晚期食管癌，通过内科治疗可能缩小肿瘤，使原本无法手术的疾病转化为可手术切除的状态，从而获得治愈的可能。

（3）对于已经出现远处转移的晚期食管癌，内科治疗是主要手段，可能起到控制肿瘤生长、改善症状、延长生存时间的作用。在治疗过程中，有时可能需要放疗或者外科的介入，对一些特殊部位的转移灶进行放射治疗或手术切除，减轻由于肿瘤引起的症状。

内科治疗的组成和特点

内科治疗主要利用药物进行抗肿瘤治疗，具体的药物可以分为化疗药、靶向治疗药、免疫治疗药等。内科治疗是一种全身治疗，药物经过口服或静脉注射进入体内，可以在全身发挥抗肿瘤的作用。相比较而言，外科手术和放疗属于局部治疗，对于影像学检查（CT、MRI 等）或其他检查中发现的肿瘤能够实现"定点清除"；而内科所采用的药物治疗不但可能消灭已经发现的肿瘤，对于潜在的、可能已经发生了转移，但因为目前技术手段的限制还不能发现和检测到的病灶也能起到作用。然而药物治疗也存在局限性，虽然少数病例通过单纯药物治疗也能达到完全杀灭肿瘤的效果，但药物治疗并不能对所有患者都有效；药物对肿瘤，特别是早期肿瘤"斩草除根"的能力并不如外科手术。因此，对于大部分早期肿瘤，肿瘤科医生一般会推荐外科手术切除；而对于病灶相对广泛的中晚期肿瘤，局部治疗难以处处兼顾的时候，内科治疗就成了综合治疗中的重要手段，食管癌的治疗也不例外。

化疗的原理和特点

化疗是化学治疗的简称。化学治疗是通过化学合成药物杀灭肿瘤细胞，达到治疗肿瘤的目的。化疗药物主要利用肿瘤细胞较正常细胞增殖更快的特点，通过直接破坏肿瘤细胞，或阻断肿瘤细胞增殖过程中的必须环节来达到杀伤肿瘤细胞的目的。化疗药物不仅对肿瘤细胞，对人体正常细胞也有一定程度的损伤，也就是化疗药物的不良反应。当肿瘤科医生为食管癌患者制订治疗计划时，会考虑不同的组织学类型、患者自身的身体状况、对不良反应的耐受情况、既往治疗经过等因素来选择合适的药物。化疗一般按周期给药，化疗周期的长短是根据化疗药物的代谢特点、肿瘤细胞的增殖周期、药物的不良反应、人体的休息恢复情况等综合决定的。肿瘤科医生选择 1 种或几种化疗药物组合，按照一定的剂量和周期用药，称为化疗方案。在食管癌的化疗中，比较常见的是每 2 周或每 3 周为 1 个周期的方案：每个周期一般在第 1 天或第 1～2 天用药，其余的时间用作休息恢复，待 2 周或 3 周后，如果一些重要指标无异常，再开始下一周期的治疗。

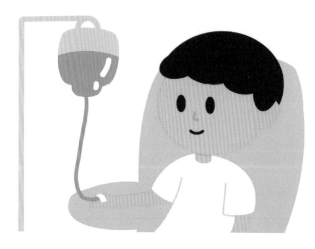

化疗示意图

（1）食管癌常用的化疗药物。食管癌治疗过程中常用的化疗药物有 5- 氟尿嘧啶、替吉奥、卡培他滨、顺铂、奈达铂、紫杉醇、多西他赛、伊立替康、长春瑞滨等。用其中 1 种或多种药物组合，构成化疗方案。

（2）食管癌患者在哪些情况下需要接受化疗？不同阶段的化疗有着不同的目的和意义。食管癌从组织学分类上分为鳞状细胞癌和腺癌。对于可手术切除的食管及食管胃结合部腺癌患者，术前术后接受化疗相较于单纯手术已被证实有显著优势，并在专业领域得到了充分认可。因此，这部分患者可以考虑在术前、术后接受化疗，旨在延长生存时间。相似地，对于可手术切除的食管鳞状细胞癌，在手术前先接受化疗也是一种常用的治疗模式，能够改善患者的生存。对于直接进行手术切除的食管鳞状细胞癌患者，术后是否需要接受化疗在专业领域存在不同的看法，可以在手术后和医生充分沟通，综合考虑后做出决定。

对于肿瘤分期较晚的患者，化疗是主要的治疗手段。有些患者在发现食管癌时已经无法直接进行根治性手术治疗，可以考虑先行化疗使肿瘤缩小，杀灭潜在转移的肿瘤细胞，最终实现肿瘤完整切除，提高根治的概率。对于存在远处转移的患者，化疗可能起到减轻症状、延长生存时间、提高生活质量的效果。在晚期食管癌的治疗过程中，当1种化疗方案失败（即肿瘤在用药过程中或停药后短时间内增大或增多），还可以考虑换用其他方案。

（3）化疗的主要不良反应。化疗过程中常见的不良反应有胃肠道反应（食欲减退、恶心、呕吐）、骨髓毒性（白细胞减少、中性粒细胞减少、贫血、血小板减少）、肝肾毒性（肝功能、肾功能异常）、皮肤毒性（脱发、皮疹、脓疱）、神经毒性（手脚麻木、感觉障碍、耳鸣）、心脏毒性（心律失常、心悸、心绞痛）、乏力等。近年来，在化疗药物不良反应的

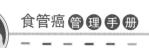

处理方面，也有许多新的措施。通过应用一些止吐药物、升白细胞药物等对症支持治疗，使得化疗能够更安全地进行，患者的生活质量和依从性也有了明显的提高。实施化疗的医生和护士会指导患者进行不良反应的自我报告及防护。患者在化疗期间除了保证充足的休息、根据自身身体状况适度活动、均衡膳食外，还要遵照医生的嘱咐，定期化验血常规、肝肾功能等指标，观察并记录一些主要的不适症状，并及时与主管医护人员沟通，以期对不良反应做到早预防、早发现、早处理。

▌靶向治疗的原理和特点

靶向治疗是近 20 年来蓬勃发展的新的内科治疗手段。靶向治疗是针对肿瘤细胞生长过程中特有的分子特征，也就是所谓"靶点"而研发的药物。这类药物进入人体后，能够较为特异地作用在肿瘤细胞内外相应的"靶点"，从而发挥抗

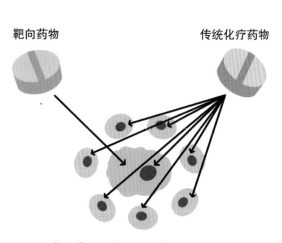

靶向药物和传统化疗药物作用原理

肿瘤作用，使肿瘤细胞死亡的同时不会或很少波及人体正常组织。正由于此，靶向治疗也被称为"生物导弹"，与传统的化疗药物相比，具有高效、低毒的特点。

（1）靶向治疗在食管癌领域的应用。对于一些晚期食管及食管胃结合部腺癌患者，在化疗基础上联合靶向药物曲妥珠单抗，能够延长患者的

生存时间。然而并非所有患者都适合采用曲妥珠单抗治疗，在治疗前需要用患者的肿瘤组织标本对相应的"靶点"进行检测，检测结果必须满足一定的要求。由于曲妥珠单抗主要的不良反应是对心脏功能的损害，在用药前还需要对患者的心脏功能进行充分的评估，用药过程中也需要定期监测心脏功能。此外，对于经化疗药物治疗失败的食管胃结合部腺癌患者，可以考虑采用抑制肿瘤血管生成的靶向药物治疗，该治疗无须进行"靶点"检测。对于食管鳞状细胞癌，有效的靶向药物很少。尽管几种靶向药物在食管鳞状细胞癌的临床研究中显示出一定的疗效，但因为获益的患者有限，总体疗效并不理想，因而没有得到专业领域的一致认可。随着医学的发展进步，今后可能会有更多更有效的靶向药物用于食管鳞状细胞癌的治疗。

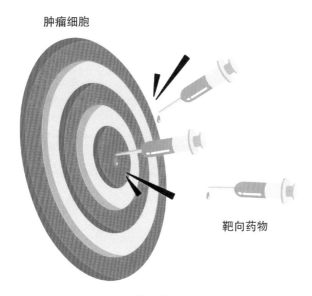

肿瘤细胞

靶向药物

靶向治疗

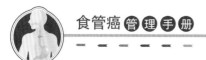

（2）食管癌靶向治疗药物的主要不良反应。不同的靶向药物会有不同的不良反应。曲妥珠单抗最主要的不良反应为心脏毒性。抗肿瘤血管生成靶向药物（如阿帕替尼、安罗替尼）的主要不良反应是高血压、蛋白尿、凝血功能异常等，建议患者在使用此类药物期间，应当监测血压的情况，注意定期复查凝血功能及尿蛋白。靶向药物的其他不良反应还包括皮肤不良反应、出血、胃肠道穿孔、腹泻等。

免疫治疗的原理和特点

肿瘤免疫治疗是通过调动机体自身的防御机制，也就是免疫系统来识别和杀伤肿瘤。目前，最为常用的免疫治疗药物是免疫检查点抑制剂。人体的免疫系统为了维持身体内环境的稳定，拥有一套精密的抑制过度免疫反应的机制，类似"刹车"。肿瘤在发生的过程中，巧妙地利用了免疫系统的"刹车"机制，减弱了免疫系统对于肿瘤的识别和清除。免疫检查点抑制剂就是针对某些特定的"刹车"，起到"松刹车"的效果。经过免疫检查点抑制剂治疗后，人体的免疫系统能够被重新激活，从而识别肿瘤细胞，起到抗肿瘤的作用。值得一提的是，有一部分患者在接受免疫检查点抑制剂治疗后的短时间内，由于自身的免疫系统被激活，免疫细胞聚集到肿瘤的周围发挥抗肿瘤作用，这会使影像学检查（CT、MRI等）上所显示的肿瘤比治疗前更大，造成治疗无效的假象，医学上称之为"假进展"。而如果继续用药，一段时间后再次进行影像学检查，就会发现肿瘤开始逐渐缩小。目前，如何把"假进展"与"真进展"区分开，仍是肿瘤治疗领域的难题，有待未来进一步研究。

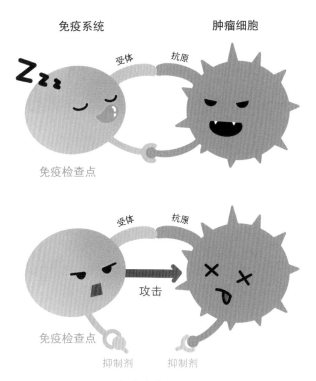

免疫治疗原理图

（1）免疫治疗在食管癌领域的应用。近年来，以免疫检查点抑制剂为代表的免疫治疗已经在食管癌领域进行了大量的研究。目前，对于术后复发，或不能手术切除的局部晚期，或发生远处转移的患者，不论是食管及食管胃结合部腺癌还是食管鳞状细胞癌，都可以采用免疫检查点抑制剂联合化疗的治疗模式。此类患者如果初始治疗采用单纯化疗，治疗失败后，也可以采用免疫检查点抑制剂单药治疗。对于先接受了同步放化疗，后进行手术切除的食管癌患者，医生会根据具体的病情，有选择地建议部分患者在术后再接受免疫检查点抑制剂单药治疗，以降低疾病复发的风险。免

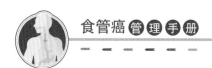

疫检查点抑制剂与化疗联合用于可手术切除的食管癌患者术前治疗的临床研究正在开展，已经取得了初步的成果，未来有希望成为标准疗法。

（2）免疫治疗的主要不良反应。免疫检查点抑制剂在对人体的免疫系统"松刹车"后，可能会引起免疫系统过度活化，免疫细胞可能会攻击自身正常的组织、器官，导致类似于自身免疫性疾病的不良反应。常见的不良反应有免疫性甲状腺功能异常、免疫性肝损伤等。整体而言，免疫检查点抑制剂引发的不良反应相比化疗发生率低且多数不良反应较为轻微。但少数情况下，需要警惕一些发生在重要器官、可能引起死亡的严重不良反应，如免疫性肺炎、心肌炎等。

▍药物临床试验

药物临床试验是指新药在上市之前，在患者或志愿者身上进行的药物临床研究，目的是对药物的疗效、安全性等各个方面进行系统性的研究。对于标准治疗失败或没有标准治疗的患者，国内外的食管癌诊疗指南都积极推荐患者参加临床试验。所有的新药都会先进行临床试验，证实其疗效后，才能成为常规治疗用药。对于部分患者来说，参加新药临床试验相当于提前获得了有效的治疗，因而能够从试验中获益；而且多数临床试验免费提供试验药物及相关检查等，能够大大减轻患者的经济负担。患者可以与医生讨论，在充分了解药物临床试验的可能获益和风险后决定是否参与试验。目前，国内有多项针对晚期食管癌的免疫治疗、靶向治疗等方面的临床试验正在进行，未来也会有更多针对食管癌患者的新药开展临床试验。

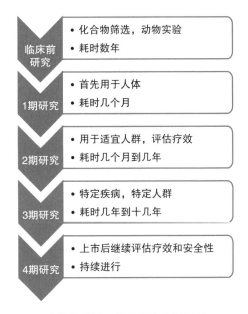

临床前研究	• 化合物筛选，动物实验 • 耗时数年
1期研究	• 首先用于人体 • 耗时几个月
2期研究	• 用于适宜人群，评估疗效 • 耗时几个月到几年
3期研究	• 特定疾病，特定人群 • 耗时几年到十几年
4期研究	• 上市后继续评估疗效和安全性 • 持续进行

药物临床试验的分期和主要目的

　　肿瘤药物疗效评价是决定患者是否需要进行后续治疗及调整治疗方案的重要依据。影像学是目前应用最广的评价实体肿瘤治疗效果的方式，已经形成了国际上公认的疗效评价标准。患者在接受内科治疗期间通常需要每 6～8 周进行 1 次全面的影像学检查，检查方法主要为 CT，有时也会用 MRI、B 超等检查进行补充，由临床医生和影像专科医生协作进行疗效评价。此外，医生还可以通过查体来了解肿瘤的情况，这主要适用于一些较为表浅，能够观察或者触摸到的肿瘤。肿瘤标志物不能单独用于评价肿瘤的治疗疗效，只能作为辅助指标，目前，食管癌尚未有被广泛认可的肿瘤标志物。随着肿瘤治疗水平的提高和医学模式的转变，肿瘤疗效评价标准也发生着变化，从单纯追求治疗后肿瘤的缩小，逐渐过渡到更加注重治疗给患者带来的综合获益。

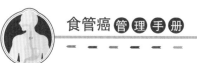
食管癌的放射治疗

放射治疗简介

放射治疗（放疗）的发展历史悠久，早在 1899 年，放疗就治愈了第 1 例患者，至今放疗已经逐步发展为一个高度专业的独立学科。有调查表明，约有 70% 的肿瘤患者在其整个治疗过程中需要接受放疗。什么是放疗呢？可能很多人并不太了解，放疗是恶性肿瘤治疗的三大手段（手术、放疗、化疗）之一，俗称"烤电"。放疗是指应用不同能量的放射线照射肿瘤，借助放射线的穿透能力，破坏肿瘤细胞的内部成分，从而达到抑制或杀灭肿瘤细胞作用的治疗方法。由于足够的放疗剂量仅针对被照射部位起作用，所以，不同于化疗的全身治疗，放疗是和外科手术相同的局部治疗。因此，放疗主要用于治疗实体恶性肿瘤，有时也可用于治疗一些良性肿瘤，如垂体瘤、动脉瘤等。中国的食管癌绝大多数为鳞状细胞癌，相比

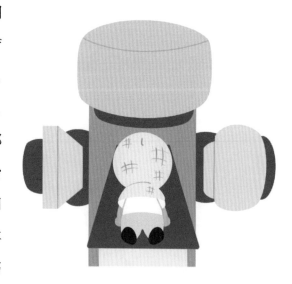

放射治疗

于腺癌等其他病理类型，鳞状细胞癌对放疗比较敏感。因此，在我国，放疗是食管鳞状细胞癌的主要治疗手段之一。

放疗技术的分类

放疗主要分为远距离照射和近距离照射。远距离照射有二维放疗、三维适形放疗、调强适形放疗（包括在此技术上发展的弧形容积调强放疗和螺旋断层放疗技术）、X刀、γ刀、射波刀等。近距离照射有腔内放疗、术中放疗等。受到食管这个器官自身特点的限制，应用于食管癌的放疗主要为三维适形放疗或调强适形放疗，少数患者可配合腔内放疗，而X刀、γ刀、射波刀等放疗技术仅适用于一些脑转移或骨转移灶的放疗。

二维放疗就是普通的以二维平面为影像基础的放射治疗，其照射野面积大，靶区内剂量分布不均，造成正常组织的损伤大，患者不良反应也较大。随着现代应用技术的飞速发展，以三维适形放疗和调强适形放疗为基础的"精确放疗"已经成为目前肿瘤放射治疗的主流。精确放疗可根据病变的具体形状、所在部位等在三维方向上做放疗计划，可采取多角度照射，获得与病变形状相同的均匀的剂量分布，在提高肿瘤区域照射剂量的同时，最大限度地减少其周围正常组织或器官的照射剂量。因此，精确放疗很大程度上既提高了肿瘤放疗的控制率，又减轻了放疗的不良反应，在延长患者生存期的同时还有效改善了患者的生存质量。食管周围存在着多个重要的组织器官，如肺、心脏、脊髓等，根据以上介绍不难看出，使用三维适形放疗或调强适形放疗可以在提高肿瘤控制率的同时进一步减轻不良

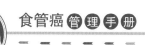

反应。因此，我们建议患者尽量选择三维适形或调强适形放疗，若要在两者之间进一步选择的话，则建议选择调强适形放疗（其中选用容积弧形调强比普通调强适形放疗更佳）。当然，选择二维放疗、三维适形放疗还是调强适形放疗，也要患者根据自己的经济情况来决定。一般情况下，调强适形放疗最昂贵，二维放疗最便宜，三维适形放疗的花费介于前两者之间。

放疗与其他肿瘤治疗手段的配合使用

放疗既可单独使用，也可作为综合治疗的一部分，与手术、化疗、靶向或免疫治疗等配合使用。放疗经常与化疗联用，我们称之为同步放化疗。放化疗联用的目的：一是应用化疗药物的放射增敏作用来增加肿瘤对放射线的敏感性，有助于肿瘤细胞被更彻底地消灭；二是化疗药物本身对远处可能已经潜在的肿瘤转移细胞有杀灭作用，可降低肿瘤转移到其他部位的概率。

根据治疗手段的先后顺序，在化疗前后应用放疗称为序贯放化疗。在手术之前应用放化疗称为术前或新辅助放疗 / 化疗 / 同步放化疗。术后应用称为辅助放疗 / 化疗 / 同步放化疗。放疗被当作主要治疗手段，不再考虑手术时，则称为根治性放疗 / 同步放化疗。当一些转移灶（如脑转移灶、骨转移灶等）需要依靠放疗来缓解症状时，我们习惯称之为姑息性放疗，此时一般不再同步使用化疗，仅行单纯放疗。

以上几种放疗模式食管癌患者通常都会用到。综合患者年龄、身体状况、是否合并其他基础疾病、是否要求手术及肿瘤的分期，医生可能会选择不同的综合治疗模式，其中就可能会用到新辅助放疗、辅助放疗、根治性放疗及姑息性放疗中的任意 1 种甚至 2 种。

📖 食管癌放疗的适应证

通常，根治性放疗主要适用于以下患者：①颈段食管癌或靠近颈段的上段食管癌。因为手术创伤大，无法保留喉部功能。此时建议进行放疗或同步放化疗，可以取得和手术一样的生存期，又能保留患者正常的喉功能。②不适合手术、不能手术、拒绝手术的患者。不适合手术的患者通常见于年龄比较大，有较多的合并症，如心脑血管病、严重的糖尿病、慢性肺病等，这一类患者因为身体情况欠佳无法接受手术。不能手术的患者通常由于病变较晚，无法手术切除干净。因此，对于以上患者，根治性放疗或同步放化疗是首选，也是最有效、最主要的治疗方法。

然而，术前放疗或术前同步放化疗主要适用于局部晚期的食管癌患者。部分食管癌患者因为症状出现较晚，或一直未在意自己身体的不适，等到就诊时才发现，因肿瘤过大、侵犯范围太广泛而暂时无法进行手术切除。这时，先进行术前放疗或术前同步放化疗，可使部分患者的肿瘤缩小甚至消失，使原来不能手术的患者重新获得手术机会，从而达到肿瘤根治性切除的目的。新的临床研究也证实，即便是能够手术切除的中期患者，术前进行放化疗也会提高肿瘤的完全切除率，改善预后。术前放疗结束后多久可以进行手术治疗？大部分患者以为放疗结束后需要马上手术，但其实并不是这样。一般情况下，在术前放疗 / 术前同步放化疗治疗期间，原

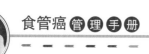

发肿瘤部位会出现水肿，因此在治疗中或治疗刚结束时复查 CT，可能出现肿瘤"增大"的假象。并且患者的放化疗反应通常不会在治疗刚结束时就立即得到缓解，部分患者在治疗结束后的 1～2 周，放化疗反应还会加重。因此，放疗结束后应休息 4～8 周，待肿瘤水肿消退，患者放化疗反应消失，体力和营养状况恢复后，再进行手术。

目前，食管癌放射治疗指南中推荐的标准治疗方案是同步放化疗。但是，食管癌患者放疗期间是否应用化疗，需要根据患者的年龄、身体情况、是否合并其他基础疾病，以及放疗范围的大小综合评估。同步放化疗甚至同步放化疗联合靶向治疗是强强联合的治疗方案，主要适用于年龄小于 70 岁；血常规和肝肾功能基本正常；无同步化疗药物过敏史；无严重基础疾病，如不可控制的糖尿病、近期内发生过心肌梗死、严重的心律失常、精神病等；并能保证每天足够的饮食摄入的患者。当患者高龄、身体情况欠佳、有较多合并症、严重营养不良时可能无法耐受这样的治疗方案，可以考虑放疗同时应用较弱的化疗方案（如用口服化疗药物取代静脉化疗）或采用靶向治疗。医生在治疗前会对患者进行整体评估，然后才能决定最终的治疗方案。也就是说，即使是放疗，治疗方案也并非千篇一律，而是需要"个体化"实施。毕竟，医生不能一味追求治疗效果，还要更加重视不良反应的发生。

可以与放疗联合使用的化疗或靶向药物主要是 5- 氟尿嘧啶或 5- 氟尿嘧啶类药物，如替吉奥、卡培他滨；铂类药物，如顺铂、卡铂、奈达铂；紫杉类，如紫杉醇、多西紫杉醇、紫杉醇脂质体、白蛋白紫杉醇等。以上药物既可单独使用，也可联合用药。其中，除卡培他滨和替吉奥是口服化疗药以外，其余均为静脉化疗药。通常，口服药物于放疗期间每天给药，静脉药物每周1次或每2～3周1次给药。目前有证据显示能够应用于食管癌的靶向药物主要是尼妥珠单抗，且研究表明尼妥珠单抗可加强放疗的抗肿瘤作用。

食管癌放疗的具体流程

放疗到底是怎么做的呢？放疗前患者需要做好思想准备，了解医生交代的病情、治疗方案、预后、治疗过程中和治疗结束后可能会出现的急性期反应和晚期反应，以及如何应对这些不良反应，同时签署放疗知情同意书。然后开始正式的放疗准备工作。

（1）第一步：确定放疗适应证后，医生会安排患者定位（耗时20分钟左右）。定位的过程基本和做CT是一样的（即CT模拟定位），但是身体上要扣一个固定体膜，以防患者在放疗期间乱动而影响治疗准确性。对于准备进行三维适形或调强适行放疗的食管癌患者，医生会先向其交代定位前准备工作，如定位前是否需要空腹，是否需要进食特定饮食等。定位完成后到开始放疗前的几日（1周左右），患者可暂时休息，养足精神，准备迎接治疗。

（2）第二步：将扫描的CT图像，传输至放疗特定的计划系统中（耗时20分钟左右）。不同医院可能使用不同的计划系统，不同系统的信息无法交换。

（3）第三步：医生在计划系统中调出 CT 图像，并进行照射范围的勾画（即靶区勾画，耗时 1～2 天）。这一步比较关键，需要放疗科医生具有丰富的经验，如哪里该多照射一点，哪里该少照射一点。靶区勾画的正确性、精准性直接决定了患者的治疗效果及放疗后不良反应的严重程度。

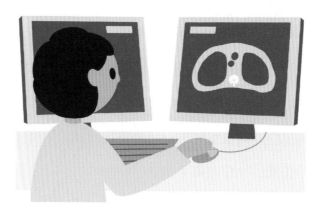

医生勾画靶区

（4）第四步：物理师做放疗计划（对于经验丰富的物理师，即便动作快，也要耗时 2～3 天）。医生勾画好靶区以后，就需要物理师来完成放疗计划。就是设计一个满足这些靶区照射要求的计划，计划完成后需要医生再次评估，评估无误且满意就可以准备开始放疗了。如果不满意，还会让物理师继续修改计划，直到医生满意为止。

（5）第五步：放疗开始。基本当天计划做好，就可以治疗了。患者要躺在加速器上，开始第 1 次放疗。通常第 1 次放疗称作摆位，就是把患者的体位摆正，这一步骤由技术员完成。这个步骤也很重要，如果摆得不准，那前面医生和物理师的努力就浪费了。

通常每次的放疗时间不长，只有几分钟，每周放疗 5 次，周末休息。但具体整个放疗过程持续多少天，取决于放疗目的（术前放疗还是术后放疗？根治性放疗还是姑息性放疗？）、靶区照射范围大小（肿瘤范围过大可能需要减少放疗次数以降低不良反应的发生）等。有时，放疗期间因患者不良反应较重，也可能会中断放疗休息几日再继续。

中国的食管癌鳞状细胞癌居多，这是一类对放疗相对比较敏感的肿瘤，通过术前放化疗联合手术的综合治疗模式，患者可获得更长的生存期。通过外科、放疗科、内科、内镜科、病理科等不同学科医生丰富的经验和多学科协作的理念，患者能够得到更好地生存获益和更高地生活质量。

食管癌放疗中不良反应的发生和处理

食管癌放疗期间可能发生一些不良反应，这是不可避免的，几乎所有的患者都会出现。不良反应的出现是肿瘤及周围正常组织对治疗产生的正常反应，所以不用过于担心，有时候放化疗不良反应的出现对患者生存期的延长反而有益。只要患者能够积极应对，配合医生的处理，绝大部分患者都会顺利完成全部治疗。一般情况下，同步放化疗不良反应重于单纯放疗，当然这也取决于具体的照射部位和放疗剂量的多少。最常见的不良反应如下。

（1）全身反应。很多患者会出现乏力和食欲下降，症状多较轻，无须处理，多休息即可。少数患者可能有恶心，甚至呕吐，可通过止吐、抑酸、增强食欲等药物治疗改善，一般不会影响放疗的进行。

（2）放射性食管炎。通常发生在放疗 10 次左右的时候，随着放疗剂量的增加会加重，到放疗末期可能又会缓解几日，继而再加重，呈现出一个反复的过程。还有的患者在放疗结束以后才会出现。主要表现为进食疼痛和吞咽梗阻感加重。进食疼痛是因为食管表面黏膜的破溃，而梗阻感加重可能由食管水肿导致。一般轻度反应不会影响患者进食，无须特别处理。中度反应者可通过一些药物治疗缓解症状，较严重者可静脉抗炎并配合少量激素使用。饮食方面建议多饮水，半流食、高蛋白、常温饮食，少食多餐等。可以吃些雪糕、冰激凌等，患者有时会觉得比较舒爽。当然，食管癌放疗期间本身是建议鼻饲饮食或胃造瘘的，这样做的目的之一就是防止放射性食管炎影响患者进食，从而导致营养状态下降，进而可能使放疗中断。根据患者身体恢复情况，放射性食管炎在放疗结束后 1～2 个月反应可自行消失。老年人通常恢复较慢。

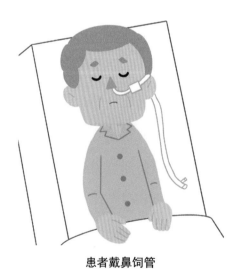

患者戴鼻饲管

（3）放射性气管炎。咳嗽为此种不良反应最主要的表现，通常为干咳，无痰或少量白痰，一般均为轻度反应，给予雾化吸入等对症处理即可。如出现咳嗽加重、黄痰、发热等情况，需考虑合并感染，要及时找医生检查以确诊。一般放疗结束时症状自行消失。

（4）放射性肺炎。很多患者可能都听说过这个不良反应，甚至"谈虎色变"。虽然这种不良反应可能较其他不良反应更严重一些，但是只要医患配合默契，能早发现、早治疗，都能顺利康复。放射性肺炎在症状上主要表现为咳嗽，伴或不伴发热、喘憋。确诊需要进行 CT 检查，查看肺部是否有放射性肺炎表现的特异性阴影。也有患者没有症状，只是复查CT 的时候发现肺部有放射性肺炎的表现，也可确诊放射性肺炎。通常没有症状、CT 提示轻微炎症的放射性肺炎不用处理，随着放疗结束时间的延长可自愈。有症状且CT提示有肺炎改变的患者，需要及时联系主管医生，尽早处理。请记住，放射性肺炎并不可怕，可怕的是耽误了治疗时间。

（5）放射性皮肤反应。放射线穿过皮肤进入体内时，会产生皮肤反应，轻度表现为皮肤毛孔扩张、表皮发红，少量干性脱皮，就好像"太阳晒伤"后的表现。患者会感觉皮肤瘙痒，记住此时不要抓挠，抓挠会加重皮肤反应。如有瘙痒可用手轻拍局部皮肤，或者涂抹芦荟膏等清凉的护肤品，或者不用处理，放疗结束后很快就会好。中度皮肤反应可能出现皮肤的破溃、溃疡、组织液渗出等，此种情况在食管癌患者中较少见，仅部分照射锁骨上区域的患者可能出现。因为锁骨上、颈部皮肤有皱褶，容易产生皮肤反应。有溃疡出现也不要紧，涂抹表皮生长因子、烧伤膏即可，保持皮肤干燥，穿纯棉质地衣物，尽量将皮肤破损处外露，不要和衣物摩擦，放疗结束后会很快愈合。有皮肤反应的地方淋浴时不要搓挠，不要用沐浴露，不要用热水，温水淋浴去除皮肤汗渍即可。也不要因为有皮肤反应而不敢洗澡，因为汗渍也会加重皮肤反应，还需保持皮肤清洁。

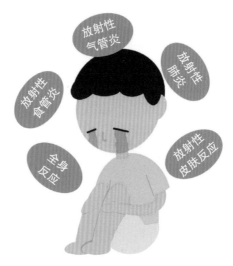

食管癌放疗不良反应

食管癌的中医治疗

📖 中医古籍对食管癌的认识

　　我国古代很早就有关于食管癌的中医文献记载，食管癌多属于"噎膈""噎塞""关格"等范畴。对于噎膈的成因，古人认为其与正气虚弱密切相关，即所谓"邪之所凑，其气必虚"。《丹溪心法》曰："噎膈、反胃虽各不同，病出一体，多由气血虚弱而成。"《景岳全书·噎膈》进一步指出："少年少见此证，而惟中衰耗伤者多有之。"清代医家吴鞠通说："大凡噎症，由于半百之年，阴衰阳结。"均指出年高体弱与食管癌发病之间的密切关系。

　　关于噎膈的主要症状，早在 2000 多年前成书的《黄帝内经》中就率先提出了"三阳结，谓之膈""饮食不下……食则呕"，以及"膈中，食饮入而还出……"。后世对本病的认识又有不断发展，《千金方》提出了"食噎者，食无多少，惟胸中苦塞常痛，不得喘息。"《类证治裁》补充了"噎者咽下梗塞，水饮可行，食物难入。"这些著作对食管癌的发病部位及典型的临床表现都进行了较具体的阐述。

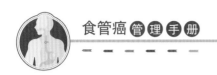

中医学认为食管癌的发病原因和机制

临床中，可将食管癌常见的病因病机归纳为以下几个方面。

（1）七情郁结，脾胃受伤。患者常因七情不遂，引起气机失调，形成气结。《黄帝内经》中提到："隔塞闭绝，上下不通则暴忧之病也。"明代李中梓提出："忧思悲恚则脾胃受伤，津液渐耗、生痰，痰塞不通，气则上而不下，妨碍道路，饮食难进，噎塞所由成也。"这是关于精神因素导致食管癌发病的精彩描述。

（2）气滞血瘀，痰湿凝结。《明医指掌》中说："多起于忧郁，忧郁则气结于胸膈而生痰，久则痰结成块，胶于上焦，道路窄狭，不能宽畅，饮则可下，食则难入，而病已成矣。"说明此病与痰结形成肿物有关，而追究其因，与气、血、痰、火等密切相关。

（3）饮食、起居不节。朱丹溪则指出饮食不节与发病相关："夫气之为病或饮食不节，内伤七情或食味过厚，偏助阳气，积成膈热。"清代医家喻昌在其所著《医门法律》中说："过饮滚酒，多成膈证，人皆知之。"更是揭示了好热饮之人，特别是喜欢喝热酒的人易生噎膈证。

（4）气血亏损。年高肾衰或先天不足之人的气血亏损为食管癌发病的内因。人体的脏腑虚弱，气血亏损，及年高之人精枯阴伤，都能诱发本病。而先天禀赋不足之人，对食管癌的遗传易感性也比较明显。

📖 食管癌中医治疗的原则

传统中医药治疗食管癌历史悠久，疗效确切。在辨证论治的前提下，使用多种中医学方法，配合现代医学手术、放疗等，在不同的阶段能充分发挥其控制肿瘤、稳定病情、提高生存质量、延长生存期的作用。辨证论治是中医治疗的特色和灵魂，中西医结合是食管癌总的治疗原则。

中国医学科学院肿瘤医院中医科冯利教授团队通过建立晚期食管癌预后预测模型证实，中医证候要素痰、瘀、气滞、虚与食管癌预后明显相关，临床治疗以独创的"平衡阻断"疗法为特色核心治法。根据《医宗必读·积聚》中的初、中、末分期论述，结合多年临床治疗经验结合经方及经验用方，总结出食管癌的四阶段辨证论治。以初期"痰气交阻证"、中期"痰瘀互结证"、后期"津亏热结证"及末期"阳虚痰郁症"——四阶段论治食管癌，并应用于临床中食管癌的治疗，取得了显著成效。冯利教授还提出从"痰"分阶段辨证论治食管癌的独具特色的治疗方法，为食管癌的中医临床治疗提供了有效方法。

▌初期——痰气交阻证

食管癌初期，正虚较轻，加之病程较短，痰邪郁积时间较短，仅因痰属有形之邪，阻滞气机。故食管癌早期，四诊合参，可辨证痰气交阻证。治疗此证，冯利教授以"病痰饮者，当以温药和之"为治疗原则，选用半夏泻心汤加减进行治疗。《金匮要略·呕吐哕下利病脉证治第十七》云："呕而肠鸣，心下痞者，半夏泻心汤主之。"《金匮要略》及《伤寒论》

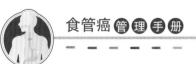
中对"痞证"的描述，是正气亏虚，痰阻心下，致心下"满而不痛"。"心下"乃胃，食管为胃气所主，故应用半夏泻心汤可治疗早期痰气交阻证食管癌。

■ 中期——痰瘀互结证

随着病程继续推进，痰气交阻加重。气为血之帅，如上所述，痰本为有形之邪，可阻滞气机；同时脾失健运，中焦气机失调。以上因素致气滞血瘀，"痰""气"及"瘀"三者胶结，形成中期痰瘀互结证食管癌。此阶段主要临床表现为胸骨后刺痛，痛有定处，进食哽咽不畅，或食后即吐，大便干结，面色晦暗，舌有紫斑，苔腻，脉细涩等。此阶段在半夏泻心汤基础上，合血府逐瘀汤进行治疗。

■ 后期——津亏热结证

病程日久，则生内热。食管癌后期的"热"有3种来源：①痰瘀日久，郁而生热；②痰阻中焦，清阳不展，阳气郁闭，而生内热；③痰瘀日久化毒，毒邪本易热化。热邪耗气伤阴，形成后期津亏热结证。此阶段的主要临床表现为胸膈灼痛，形体渐渐消瘦，口渴喜饮，大便干结，五心烦热，潮热盗汗，舌红少苔，或带裂纹，脉弦细数等。以百合固金汤加减治之，清热滋阴。

■ 末期——阳虚痰郁证

病入膏肓，则如《脉因证治》所述"血脉俱耗，胃脘亦槁"。气血损耗过度，则可损伤阴阳之根本，形成疲乏无力，伴见失眠、晨起赖床、食欲不振、精神萎靡抑郁、出虚汗，并具有"晨重暮轻"特点的阳虚痰郁证。此阶段以柴胡桂枝温胆汤合三仙汤等进行治疗。用柴胡桂枝汤振奋阳气、温胆汤化痰醒神，配合三仙汤（仙茅、淫羊藿、仙鹤草）补肾益精，从本论治。

食管癌中西医结合治疗的原则及目的

中医根据食管癌治疗阶段的不同，常分为以下 4 种治疗方法。

中医防护治疗

适应人群：围手术期、放化疗的患者。

治疗原则：扶正为主。

治疗目的：减轻手术、放化疗等治疗手段引起的不良反应，促进机体功能恢复，改善症状，提高生存质量。

治疗手段：辨证汤药、口服中成药等。

治疗周期：围手术期，或与放疗、化疗治疗手段同步。

例如中医＋放疗方案：放射线为热毒之邪，中医治以滋阴清热养血之法。多选用沙参、麦冬、太子参、生黄芪、石斛、天花粉、金银花、菊花、黄连、桔梗、射干等滋阴养血药。有利于减少放疗引起的放射性肺炎、放射性肠炎及放射性皮肤炎或皮肤溃疡等毒副作用。

中医加载治疗

适应人群：有合并症，老年 PS 评分为 2 分，不能耐受多药化疗而选择单药化疗的患者。

治疗原则：祛邪为主。

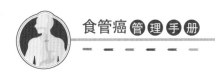

治疗目的：提高以下治疗手段的疗效。

治疗手段：中药注射剂、辨证汤药、口服中成药等。

治疗周期：与化疗同步。

▍中医巩固治疗

适应人群：手术后无须辅助治疗或已完成辅助治疗的患者。

治疗原则：扶正祛邪。

治疗目的：防止复发转移，改善症状，提高生存质量。

治疗手段：辨证汤药、口服中成药、中药注射剂等。

治疗周期：3个月为1个治疗周期。

▍中医维持治疗

适应人群：放化疗后疾病稳定的带瘤患者。

治疗原则：扶正祛邪。

治疗目的：控制肿瘤生长，延缓疾病进展或下一阶段放化疗时间，提高生存质量，延长生存时间。

治疗手段：中药注射剂、辨证汤药、口服中成药，其他中医治法。

治疗周期：2个月为1个治疗周期。

第四章
食管癌的营养、运动和康复

食管癌患者的营养

食管癌患者常常因为肿瘤或抗肿瘤治疗，出现吞咽障碍、饱胀不适、胃食管反流、呛咳、食欲下降等情况，甚至因为经口进食非常痛苦，从生理和心理上对吃饭产生恐惧和反感，从而开始厌食拒食，进食量因此下降，体重随之下降，营养状况受损严重。因此，食管癌患者发生营养不良的风险极高，60% ~ 85% 的食管癌患者会出现不同程度的营养不良。

营养不良对食管癌患者的危害极大，可降低患者的免疫力，增加术后并发症的风险，干预治疗效果，以及降低治疗耐受性，患者可能因身体无法承受治疗的强度而被迫中止治疗，从而错过最佳的治疗时机。患者的生活质量也会因此受到严重影响，住院时间更久，医疗花费更大，甚至会缩短生存时间。因此，对于食管癌患者而言，早期营养风险筛查非常重要，可及时发现风险，进行干预治疗，从而改善预后，并延长生存时间。

在接下来的内容中，我们将针对食管癌患者的生理病理特点，详细阐述食管癌是如何影响患者

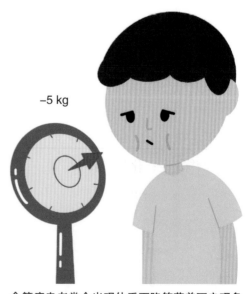

-5 kg

食管癌患者常会出现体重下降等营养不良现象

的营养状况，营养不良对食管癌患者的危害又是怎样的，以及如何正确饮食，合理进行营养干预来避免或是改善营养不良。

食管癌患者营养不良的发生率

食管癌患者是营养不良的高危人群。与其他肿瘤类型相比，食管癌可以说是营养不良发生率最高的肿瘤之一。近期国内的数据显示，在刚入院的食管癌患者中，50%～70%的患者存在营养不良风险。在接受手术治疗的患者中，出院30天后仍有53%的患者存在轻度或中度营养不良，另有10%的患者已发展为重度营养不良。由此看出，食管癌患者的营养状况不容乐观，无论是患者家属还是医护人员都应该高度关注患者的营养状况，必要时应进行合理的营养干预，避免营养状况的恶化，导致不良预后。

食管癌患者发生营养不良的危害

目前食管癌的主要治疗手段包括外科手术、化疗、放疗等，但无论哪种抗肿瘤治疗，都会给机体带来一定的不良反应，如外科手术可能造成一系列并发症；化疗则会引发恶心、呕吐、厌食、味觉嗅觉改变等。在接受治疗之前，如果患者营养状况较差，发生不良反应的风险和程度则会大大增高，治疗效果及治疗耐受性会因此降低，非常不利于患者的康复。

一项针对食管癌患者围手术期营养状况和并发症发生率的研究发现，术前伴有营养不良的患者，术后并发症的发生率为43.75%，这一数字是营养状况良好患者的 2 倍。对于接受放疗的食管癌患者而言，营养不良可增加放疗摆位误差，放疗精准性会下降，治疗效果也会因此受到影响。不仅如此，营养不良也会加重放疗不良反应，如放射性皮炎、放射性食管炎、疲劳、消化道出血、放射性肺炎及骨髓抑制等；当患者的身体无法承受这些不良反应时，便会干扰到治疗计划的顺利进行，延误治疗时机，耽误病情，严重时会威胁到生命。另外，营养不良的患者往往血浆蛋白水平较低，这会影响化疗药物在体内的吸收、分布、代谢及排泄，剂量限制性毒性的发生率会因此升高，药物在体内发挥的效果也会受到干扰。

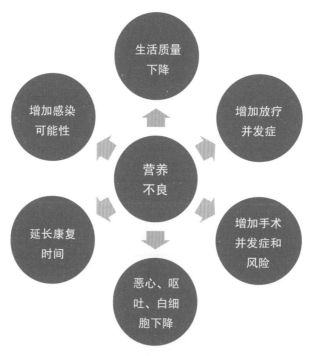

营养不良造成的不良反应

食管癌患者发生营养不良的原因

食管癌本身会引发营养不良

（1）肿瘤部位：由于肿瘤位置的特殊性，食管癌本身可引发消化道出血、消化道梗阻、呛咳、呕吐、疼痛等症状，从而导致经口进食障碍，甚至厌食拒食，进而减少进食量和进食频率，造成营养与能量摄入不足，最终引发营养不良。

（2）癌性疼痛：肿瘤造成的癌性疼痛，会使患者长期处于应激状态，患者的静息能量消耗也会因此增加。也就是说，同样是坐着不动，食管癌患者的能量消耗要比健康人高，所以患者需要进食更多的食物来获取能量和营养物质，才能维持身体内的肌肉和脂肪不被分解供能。但现实情况往往相反，食管癌患者的进食量比健康人更少，所以营养不良的风险非常高。

（3）代谢因子和炎症介质：癌细胞会释放或抑制各种代谢因子和炎症介质，使患者处于分解代谢的状态。这一状态会使患者体内的糖、脂肪和蛋白质代谢异常，并抑制患者的食欲。身体不断地分解体内储存的肌肉和脂肪，同时严重消耗能量储备，导致能量的利用率大大降低，患者日益消瘦，营养不良风险随之增加。

（4）癌细胞增殖：癌细胞比正常细胞的增殖能力强很多，在人体内剥夺了大量的营养底物，使肿瘤患者处于能量消耗的状态。如果这个时候，患者不增加进食量，则会增加营养不良的风险。

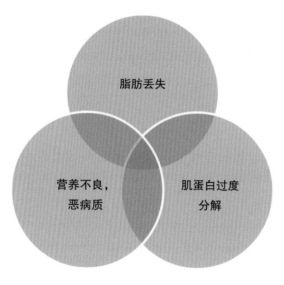

代谢异常

机体自身抵抗肿瘤影响营养状况

身体抵抗肿瘤的过程中，常伴有慢性炎症反应，这主要是由免疫细胞释放炎症介质造成的。这些炎症介质，如白细胞介素 1、白细胞介素 6、肿瘤坏死因子 TNF-α 等，会消耗体内的肌肉和脂肪，降低食欲，增加体内的代谢需求。不仅如此，机体自身在对抗肿瘤的同时，还需要重建和修复由于食管癌和抗肿瘤治疗所造成的受损组织，并且还要维持免疫系统的正常功能，因此能量和蛋白质的需求量随之增加。如果这个时候，患者的进食量不足，无法满足其需求量，那身体只能分解自身组织，为修复受伤组织和免疫系统提供能量和营养物质，在这种情况下，患者常出现体重下降的情况，从而发生营养不良。

抗肿瘤治疗导致营养不良

抗肿瘤治疗对患者营养状况的伤害也是不容忽视的，如化疗常引发恶心、呕吐、腹泻、味觉嗅觉障碍、食欲减退，以及厌食等不良反应，患者可能因此摄入量急剧下降。对于错过手术机会或是拒绝手术的食管癌患者，放疗是主要的治疗手段。食管癌患者接受胸部放射治疗后，由于放射线刺激，食管黏膜会发生水肿糜烂，导致进食困难、呛咳、呕吐等问题，这些症状都会降低患者的摄入量，导致营养不良的发生。

手术对患者营养状况的影响是多方面的，术前的焦虑情绪、术中的机械性创伤、术后并发症等都会影响患者的进食情况和营养状况。除此之外，食管癌作为消化道肿瘤，手术对患者营养状况的影响更大。因为食管是营养摄取的主要通道，食管癌患者接受手术后，消化道结构的改变和创伤应激常导致患者出现胃排空减慢，进食后饱胀不适，胸闷气短的不良反应；术后胃食管抗反流机制遭到破坏，胃中的食物容易反流，导致伤口发炎流血，严重时可出现误吸，造成肺炎甚至窒息；不仅如此，经口进食可能还会引发剧烈的疼痛不适。鉴于以上原因，患者可能会对经口进食产生强烈的恐惧感，开始厌食拒食；再加上手术可能对迷走神经造成损伤，患者食欲下降，更加不愿意主动进食，营养摄入因此下降，进而增加了营养不良的风险。

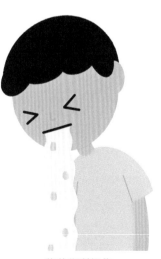

营养代谢损伤

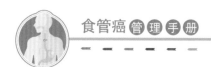

食管癌放疗患者肠内营养推荐意见

放疗是食管癌患者主要的治疗手段，在治疗期间约 80% 的患者会接受放疗。接受放疗的患者常发生吞咽障碍、厌食拒食等情况，营养状况堪忧。肠内营养可明显改善患者放疗期间的营养状况，避免体重下降，提高治疗效果，改善生活质量，缩短住院时间。以下是《食管癌放疗患者肠内营养专家共识》中关于食管癌化疗期间肠内营养的推荐意见。

（1）所有食管癌放疗患者入院后均应常规进行营养状况评估和综合测定。营养状况评估采用 PG-SGA 量表，在入院后 24 小时内完成。营养综合测定包括应激程度、炎症反应、能耗水平、代谢状况、器官功能、人体组成、心理状况等方面，在入院后 72 小时内完成。（1 类）

（2）暂无证据显示肠内营养会促进肿瘤生长，但是肠内营养也不常规推荐用于所有食管癌放疗患者。食管癌放疗患者肠内营养的适应证有：中 – 重度吞咽梗阻、1 个月内体重下降 5% 以上、体重指数 < 18.5 kg/m^2、PG-SGA ≥ 4 分、摄食量少于需要量 60% 达到 3 ~ 5 天以上时，且消化吸收功能存在。（2A 类）

（3）食管癌放疗患者肠内营养途径首选口服营养补充（oral nutritional supplement，ONS），当口服不能满足目标营养需要量时，行管饲喂养。管饲首选经鼻置入鼻胃管或鼻肠管。如肠内营养时间需超过 4 周的患者，可以考虑行经皮内镜胃造口术 / 经内皮镜空肠造口术（percutaneous endoscopic gastrostomy/percutaneous endoscopic jejunostomy，PEG/PEJ）。

部分食管癌患者，肿瘤堵塞食管腔导致鼻饲管无法安置或无法行 PEG/PEJ 时，采取手术下胃或空肠造瘘。（1 类）

（4）食管癌放疗患者每天推荐能量供给总量为 25 ～ 30 kcal/kg，蛋白质供给总量为 1.5 ～ 2.0 g/kg。建议给予高蛋白质、高脂肪（富含 ω-3 多不饱和脂肪酸）、低碳水化合物的肠内营养配方。（2B 类）

（5）食管癌放疗患者肠内营养过程中需定期进行疗效评价，评价指标包括快速反应指标、中速反应指标和慢速反应指标，以便于对肠内营养的疗效进行及时评价和肠内营养方案进行动态调整。（2A 类）

（6）食管癌放疗期间，肠内营养方案应进行动态调整。调整的依据主要为患者营养状况（特别是体重）、吞咽梗阻、吞咽疼痛、进食量及饮食结构等的变化情况。调整的内容包括肠内营养的途径、营养需求和营养素的构成比例等。（2B 类）

（7）食管癌放疗患者肠内营养的全过程均需要进行严格的质量控制。质量控制实行医师或营养师、护士、患者或家属三级质控，以确保肠内营养足质、足量地执行。（2A 类）

食管癌患者能量与蛋白质的需求

对于营养状况受损的食管癌患者而言，充足的能量及蛋白质摄入是一切恢复的基础。因此在日常生活中，患者应时刻鼓励自己多食用富含蛋白质和能量密度高的食物。那这个量应该如何把控呢？根据 2017 年国家卫生健康委（原国家卫计委）发布的《恶性肿瘤患者膳食指导》，恶性肿

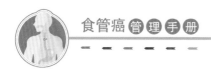
瘤患者的能量与蛋白质的需要量如下。

能量

对于卧床患者，每天能量需要在 20 ～ 25 kcal/kg；

对于能下床的患者，每天可摄入 30 ～ 35 kcal/kg。

蛋白质

一般可按照每天 1 ～ 1.2 g/kg；

对于严重营养消耗的患者可增加至每天 1.2 ～ 2 g/kg。

下面我们将用举例的方式讲解怎样把需求量应用到生活中。

举例：患者目前实际体重为 50 kg，身高为 155 cm，年龄 60 岁，无腹水或水肿，且每天大部分时间处于卧床状态；患病以前体重约为 55 kg，确诊后 3 个月内体重降至 50 kg，没有刻意减重的情况。

能量需求

由于患者大部分时间处于卧床状态，所以能量需求为 20 ～ 25 kcal/kg。能量需求量 =（20 ～ 25 kcal/kg）× 50 kg = 1000 ～ 1250 kcal。

那么，1000 ～ 1250 kcal 是什么概念呢？下面是一些常见食物含有的能量。想要查找到更详细的食物能量信息，可以参看《中国食物成分表标准版（第 6 版）》。

食物名称	能量 （kcal/100 g）	食物名称	能量 （kcal/100 g）	食物名称	能量 （kcal/100 g）
面条（煮）	107	马铃薯	81	栗子（熟）	214
馒头	223	粉条	338	松子（炒）	644
米饭（蒸）	116	豆腐	84	开心果（熟）	631
玉米（鲜）	112	绿豆（干）	329	花生（炒）	601
小米	361	赤小豆（干）	324	葵花子（炒）	625
胡萝卜	32	四季豆	24	西瓜子（炒）	582
豌豆尖	225	茄子	23	花生油	899
黄豆芽	47	冬瓜	10	橄榄油	899
西葫芦	19	大白菜	20	猪肉	331
油菜	14	娃娃菜	13	酱排骨	366
结球甘蓝（紫）	25	西蓝花	27	猪蹄（熟）	260
莜麦菜	12	芦笋	19	牛肉	160
山药（鲜）	57	口蘑	277	羊肉	139
木耳（干）	265	银耳（干）	261	鸡	145
苹果	53	梨	51	鸭	240
桃	42	枣（鲜）	125	鸽	201
葡萄	45	桑葚	57	纯牛奶	65
樱桃	46	橙	48	酸奶	86
杧果	35	椰子	241	奶酪	328
火龙果	55	香蕉	93	奶油	879
哈密瓜	34	西瓜	31	鸡蛋	139
鲫鱼	104	草鱼	96	鸭蛋	180
鲈鱼	105	黄鱼	114	鹅蛋	196
鲑鱼（三文鱼）	139	鳕鱼	88	鹌鹑蛋	160
对虾	93	基围虾	101	明虾	85
海蟹	95	河蟹	103	鲍鱼	84
生蚝	57	扇贝（鲜）	60	鱿鱼	84

■ 蛋白质需求

计算蛋白质需求量之前，需要判断患者是否属于严重营养消耗的状态，我们可以使用体重指数（body mass index，BMI）和体重丢失率来评估。BMI 是一种快速判断患者营养状况的方法，公式为体重（kg）/身高（m）^{2}。体重丢失率可反映一段时间内体重的下降程度，公式为 [平时体重（kg）－目前体重（kg）] / 平时体重（kg）× 100%。当然，BMI 和体重丢失率只是一种简单粗略的判断方法，在医院里有更多的工具可以帮助患者更加准确地评估营养状况，如人体成分分析仪、营养状况评估调查表及生化指标等。但在日常生活中，这一方法非常实用，可帮助患者自行评估营养状况。

判断患者是否属于严重营养消耗状态，只需满足以下 2 条中的 1 条：①没有刻意减重的情况下，6 个月内体重下降超过 5%；② BMI ＜ 18.5 kg/m^2，并且体重下降超过 2%。

BMI	营养状况
年龄＜ 65 岁，BMI ＜ 18.5 kg/m^2 年龄≥ 65，BMI ＜ 20 kg/m^2	营养不良
18.5 ～ 23.9 kg/m^2	正常
24 ～ 27.9 kg/m^2	超重
28 ～ 29.9 kg/m^2	轻度肥胖
30 ～ 34.9 kg/m^2	中度肥胖
≥ 35 kg/m^2	重度肥胖

根据以上公式，举例患者的 BMI= 50 kg /（1.55 m）^{2} = 20.8 kg/m^2。

患者的 BMI 为 20.8 kg/m^2，60 岁，所以单从 BMI 来看，患者的营养

状况属于正常范围。那我们再来计算一下他的体重丢失率。体重丢失率 =
［（55–50）kg / 55 kg］× 100% = 9%。

可以看出，患者体重丢失率非常高，且没有刻意减重，满足营养严
重消耗的第 1 条"没有刻意减重的情况下，6 个月内体重下降超过 5%"。

因此，举例患者的蛋白质需求量为每天 1.2 ～ 2 g/kg。蛋白质需求量
=（1.2 ～ 2 g/kg）× 50 kg= 60 ～ 100 g。

60 ～ 100 g 蛋白质又是什么概念呢？以下是富含蛋白质的食物，其
中鱼、肉、蛋、奶中含有的蛋白质以优质蛋白为主，且含量较高，食管癌
患者应充足摄入此类食物，保证良好的营养状况。

食物名称	蛋白质（g/100 g）	食物名称	蛋白质（g/100 g）	食物名称	蛋白质（g/100 g）
猪肉（瘦）	20.3	猪肝（卤煮）	26.4	牛肉（里脊肉）	22.2
酱牛肉	31.4	牛肉干	45.6	羊肉（熟）	23.2
鸡胸脯肉	24.6	鸡腿	20.2	鸭胸脯肉	15.0
鹌鹑	20.2	纯牛奶（全脂）	3.3	纯牛奶（低脂）	3.5
酸奶（高蛋白）	3.2	奶豆腐（脱脂）	53.7	乳酪（脱脂）	31.5
鸡蛋	13.1	鸭蛋	12.6	鹅蛋	11.1
鹌鹑蛋	12.8	翘嘴鲌	22.7	青鱼	20.1
草鱼	17.7	黄颡鱼	17.3	鲫鱼	17.1
鳕鱼	20.4	对虾	18.6	海虾	16.8
龙虾	18.9	基围虾	18.2	海蟹	13.8
河蟹	17.5	鲍鱼	12.6	扇贝（鲜）	11.1
蛤蜊	10.1	北豆腐	9.2	豆腐丝	21.5
油豆腐	17.0	腐竹	44.6	千张	24.5
豆腐干	14.9	豆腐素鸡	16.5	豆腐皮	51.6

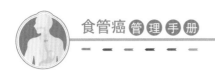

以下是能量、蛋白质需求量计算的注意事项。

（1）对于肥胖患者而言，能量摄入应根据肥胖程度适当减少，以维持适宜的体重。

（2）处于严重应激状态或高代谢状态的患者，能量和蛋白质的摄入量应做出调整，可能不适用于此公式，具体摄入情况应由专业的医护人员制订。

（3）如果患者在近 2 周内体重迅速增长超过 2 kg，这种情况基本都是由水肿或腹水造成，增加的体重多数为水的重量而不是干体重。因此，对于严重腹水或水肿的患者，此公式也应当做出调整，应使用干体重计算能量需求量。干体重的评估应由专业的医护人员从多方面考虑。

食管癌患者的食物选择

根据《恶性肿瘤患者膳食指导》的推荐，脂肪和碳水化合物应分别提供 35% ～ 50% 的能量。为达到合理的能量分配，满足机体的营养需求，食物的选择非常重要。日常生活中，我们的膳食模式主要是由谷薯类、蔬菜、水果、肉蛋奶、坚果及油组成。以下是各类食物的摄入推荐量，患者可以根据指导，合理搭配，保证均衡营养。

（1）谷类和薯类。保持每天适量的谷类食物摄入，成年人每天摄入 200 ～ 400 g 为宜。

（2）动物性食物。适当多吃鱼、禽肉、蛋类，也可食用适量红肉，如牛肉、猪肉、羊肉等。对于放化疗胃肠道损伤患者，推荐制作软烂细碎的动物性食品。

（3）豆类及豆制品。每天食用适量大豆及豆制品。推荐每天摄入约 50 g 等量大豆，其他豆制品按水分含量折算。

（4）蔬菜和水果。推荐蔬菜每天摄入量为 300 ～ 500 g，建议包含各种颜色蔬菜、叶类蔬菜。水果摄入量为 200 ～ 300 g。

（5）油脂。使用多种植物油作为烹调油，每天摄入量在 25 ～ 40 g。

食管癌患者的膳食营养指导

无论是处在治疗期还是康复期的食管癌患者，良好的饮食习惯都非常重要，它对患者的健康具有显著的促进作用，有助于加速康复并避免复发。以下 12 条建议是针对食管癌患者的膳食营养指导。

保持适宜且相对稳定的体重

体重可快速反映患者的营养状况，体重的变化可能直接影响治疗方案，或提示癌症复发的可能。因此，患者应该长期监控自己的体重，确保自己的体重稳定维持在正常范围内：年龄 < 65 岁，BMI 为 18.5 ～ 23.9 kg/m^2；年龄 ≥ 65 岁，BMI 为 20 ～ 23.9 kg/m^2。然而，如果体重稍微偏高，也不建议为了达到正常的 BMI 而实施减重，因为食管癌属于消耗性疾病，体内肌肉、脂肪储备多一些，对健康是有益处的。每天监测的过程中，如果发现体重无缘由地下降（饮食量没有变，并且运动量没有增加），一定要提高警惕，及时与医生或是营养师沟通。

正确体重测量方法：每天清晨，使用同一台体重秤，空腹，排空大

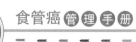

小便后，穿着同样的衣服进行称量。每天做好记录，观察体重变化趋势。

保证适宜的能量摄入

由于食管癌患者发生营养不良的风险非常高，保证适宜的能量摄入才能促进身体恢复，提高治疗效果。然而，一些肿瘤患者会担心自己如果吃得太多，或是吃有营养的食物会促进肿瘤细胞生长，甚至会采用极端的节食方式来"饿死"癌细胞。这些理论都是没有科学证据支持的，我们并不提倡。此外，肿瘤患者可能由于各种原因，进食量已经不如从前了，再刻意节食或是降低摄入量，营养状况只会越来越差，癌细胞会开始剥夺正常细胞的营养，身体需要分解自身的肌肉、脂肪组织来供能，最终饿死的不会是肿瘤，只能是患者本人。

适量多食用富含蛋白质的食物

肿瘤患者在治疗期间非常需要摄入充足的蛋白质，用来促进细胞组织修复，避免肌肉丢失，提高免疫力，进而改善治疗效果。所以，我们建议食管癌患者多食用富含蛋白质的食物，如鸡、鸭、猪、牛、羊肉，鱼虾、蛋类及奶制品。这些食物不仅蛋白质含量高，而且均属于优质蛋白，利用率非常高，应鼓励患者多食用。

一些患者认为鸡肉、牛肉、海鲜等属于"发物"，会刺激肿瘤生长，恶化病情，引起癌症复发，所以不敢吃这些食物。但所谓"发物"是中国古代民间的一种说法，临床营养学及西医医学中并没有这个概念，这类动物食品营养含量丰富，对治疗期及早期康复期患者均非常有益。另外，关于乳制品，一些患者认为牛奶中含有激素，可能会促进肿瘤生长，牛奶中确实含有少量雌激素及胰岛素样生长因子 1 等物质，但是这些物质不仅在人体内天然存在，在其他食物中含量可能更多，与不同个体之间这些物质水平的自然差异相比，牛奶的影响是微不足道的，对此无须担心。

多食用蔬菜、水果等植物性食物

植物性食物含有较为丰富的微量营养素、膳食纤维及植物化学物。研究表明充足摄入蔬菜、水果可以降低食管癌发生风险。一项荟萃分析发现，蔬菜摄入量最高的小组发生食管鳞状细胞癌的风险与摄入量最低的小组相比降低了 44%；并且发现每天增加 100 g 蔬菜的摄入，食管鳞状细胞癌的发病风险降低 16%。另有研究发现，柑橘类水果对预防食管腺癌具有保护作用。这种保护作用可能与蔬菜、水果中富含的植物化学物有关，如深色水果蔬菜和谷类中富含的多酚、柑橘类水果中富含的萜类化合物，以及十字花科和葱蒜类蔬菜中富含的有机硫化物等都具有抑制肿瘤的作用。日常生活中，患者应适量多食用植物性食物，根据季节选择应季新鲜的果蔬，并且应经常变换花样，食用不同的食材，尽可能利用到每种植物性食物的营养价值。

少量饮用汤品

很多患者认为汤品（如排骨汤、鸡汤、甲鱼汤等）非常有营养，应该多饮用，但其实汤中的营养可能还不及原材料的 1/10，仅仅含有一些脂肪，以及少量的维生素和矿物质。食管癌患者最需要的蛋白质是很难溶于水的，只有非常少量的多肽和氨基酸会溶解在汤里。喝一大碗汤也完全无法满足患者的蛋白质需求。另外，汤也是能量密度很低的食物，而且非常

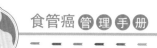

容易让人产生饱腹感，食管癌患者喝了汤不仅没有补充足够的能量，反而可能没有胃口再吃其他食物，非常不利于患者营养状况的恢复。除此之外，肉汤中含有大量食盐和嘌呤，对患者的健康是无益的。因此，建议患者少量饮用汤品，喝汤别忘记吃肉。

适量食用坚果

坚果富含脂肪、蛋白质、矿物质、维生素 E 和 B 族维生素等营养素，是一种能量密度非常高的食物，只需少量食用就可获得较高能量，作为加餐零食非常适合。另外，食管癌患者心脑血管状况常常不佳，而大部分坚果中的脂肪酸以不饱和脂肪酸为主，对心脑血管的健康具有保护作用。除此之外，坚果富含的维生素 E 和硒具有抗氧化作用，对抑制肿瘤也有帮助。

烹调油应多种搭配

烹调油是日常膳食中较为重要的脂肪来源，可为我们提供必需脂肪酸（人体无法自己合成，需要从食物中获取的脂肪酸），如亚油酸和 α- 亚麻酸。这些必需脂肪酸对机体的免疫功能、视力、心脑血管、伤口愈合等方面发挥着重要作用，应保证充足的摄入。常用的烹调油一般可分为动物油和植物油。常见的动物油包括猪油、牛油、羊油、奶油及鱼油等，大部分动物油中的饱和脂肪酸较多（除鱼油外），不建议频繁食用。常见的植物油有葵花子油、大豆油、花生油、橄榄油、菜籽油、玉米油、芝麻油等。每种植物油中的脂肪酸比例都不太相同，如橄榄油、茶油、菜籽油中富含单不饱和酸，玉米油、葵花子油则含有较高的亚油酸，胡麻油（亚麻籽油）中富含 α- 亚麻酸。另外，烹调油中的营养素含量也不同，如菜籽油、大豆油、棉籽油和芝麻油中的维生素 E 含量较高，动物油中则含量较低。因此，在使用烹调油时，应经常调换不同种类的油，避免单一用油。

食物选择应多样化

患者的食物选择一定要多样化，每种食物都具有其独特的营养价值，即使是常见且价格低廉的食物，只要变换多样，搭配均衡，都是可以满足我们日常营养需求的。所谓的"抗癌食物"或是"超级食物"只是含有较高的天然抗癌成分，如萜类化合物、有机硫化物、多酚等，多食用可能会对健康有益处，但如果过度依赖此类食物，想要达到抗癌的效果是不切实际的，并且会因此破坏食物的多样性，无法保证各类营养素的充足摄入。因此，为达到平衡膳食，患者选择食物应多样化，对于无须营养支持的患者，建议每天摄入 12 种以上的食物，每周 25 种以上。

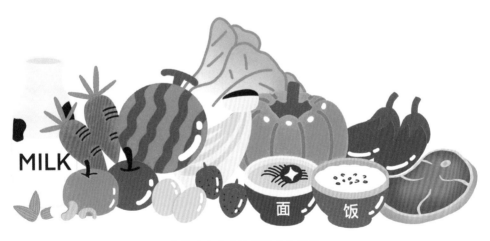

食管癌患者应注意饮食多样化

食物粗细搭配

主食一般分为高度精加工的谷类和全谷物及杂豆杂粮；前者经过加工变得容易消化吸收，但同时很多营养物质在加工的过程中流失，如膳食纤维和维生素 B_1。另外，精加工的米面容易引起较高的血糖应答，不利于血糖稳定。全谷物（如糙米）、杂豆（如绿豆、花豆、红豆等）及杂粮（如燕麦、荞麦、小米、玉米等）中纤维含量高，搭配精米面可以帮助稳定血糖，并且使营养摄入更丰富。但值得注意的是，全谷物或粗粮相对而言不易消化，应根据患者的胃肠道情况，调配粗细比例。

限制精糖的摄入

精糖指纯度较高的食糖，如白砂糖、绵白糖、红糖等，属于纯能量食物，除碳水化合物以外，其他营养素含量极低，营养价值较低。并且精糖极易消化吸收，具有较高的血糖生成指数（除果糖以外），不利于血糖稳定。尤其对于食管癌合并糖尿病的患者，血糖控制极为重要，应避免食用精糖。除日常烹调食物或制作茶饮，应尽量少放精糖；同时也应避免隐形添加糖，如甜味饮料、饼干、糕点等。一般建议女性每天摄入不超过 25 g，男性每天不超过 38 g。

避免油炸、烧烤、腌制的食物

烧烤和油炸常需要 200 ℃以上的高温进行烹调，食物中的营养成分经过高温作用，会产生致癌物质，如脂肪可产生自由基，并形成苯并芘类、多环芳烃类致癌物，蛋白质可形成杂环胺类强致癌物，淀粉类食品则可形成丙烯酰胺。另外，烧烤、煎炸的食物质地较硬，不易消化，对患者的胃肠道会造成负担，非常不建议食用。

蔬菜在腌制过程中，维生素损失严重，营养价值会降低不少；并且腌制食物中含有较高的食盐和重口味的调味料，不利于患者的健康，尤其食管癌合并高血压的患者应尽量少食用腌制食品。

不要盲目选择偏方、保健品

偏方及保健品的具体成分不明确，且较为复杂，疗效不能得到保障，还可能存在一定的毒副作用，甚至有可能干扰抗肿瘤药物的治疗效果。因此，建议患者在正规医院医生的指导下使用此类保健品，切忌盲目自行服用。

食管癌患者的运动

合理、安全的体育锻炼可以提高免疫力，缓解癌症相关性疲劳，改善焦虑抑郁情况，降低癌症复发的风险，对患者的生活质量也有一个整体的提高。因此，运动锻炼对于康复期的食管癌患者，是一项非常重要的康复手段，但如何合理有效地运动才是关键，接下来我们将具体阐述食管癌患者的运动康复方法及注意事项。

食管癌患者的运动康复方法

运动准备

在准备开始中高强度运动之前，患者应咨询专业医生，对自己的运动能力做一个全面评估，避免运动不当造成不必要的伤害。评估方法一般包括心肺功能测试、肌肉力量和耐力测试、人体成分分析、灵活性测试、血象检查、并发症情况等。另外，如果患者存在骨骼肌相关并发症、心脑血管病变、神经病变及骨折风险，则需要针对实际情况做进一步评估。接受神经毒性化疗的老年生存者，建议测试平衡性和移动性，评估跌倒风险。但值得注意的是，复杂的运动能力评估可能会降低患者运动积极性，如果只是进行低强度的有氧运动（如步行、慢骑自行车等），或是循序渐进的抗阻力训练和灵活性训练，则不建议患者进行全面的评估，可以做简单咨询便开始实施。

运动类型

（1）有氧运动：在氧气充分供应下，以糖和脂肪有氧代谢供能的运动。此类运动一般强度低，有节奏并且可持续较长时间。运动时心率一般在 120～150 次/分钟，高强度的有氧运动时，心率也会超过 150 次/分钟，而且会有无氧代谢参与部分供能。日常生活中常见的有氧运动包括：健步走、慢跑、游泳、骑自行车、爬山、跳绳、爬楼梯等。

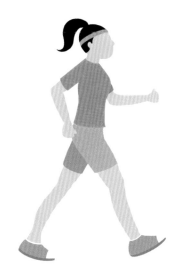

健步走等有氧运动适合食管癌患者作为康复运动

（2）抗阻力运动：通常指身体克服阻力以达到肌肉增长和力量增加的锻炼方法。对于肿瘤患者而言，肌肉功能与运动能力及生活质量密切相关，因此抗阻力训练非常重要。比较常见的抗阻力训练包括上肢、下肢和呼吸肌的训练；其中，上下肢训练可使用哑铃、沙袋或阻力带进行负荷运动；呼吸肌训练可使用缩唇呼吸、腹式呼吸、阻力呼吸等训练方法。

▍运动量和运动强度

2019 年，美国运动医学会发布了《癌症幸存者运动指南》，该指南指出根据目前的科学证据，为获得最佳的运动益处，肿瘤生存者每周至少进行 3 次中等强度有氧训练，坚持至少 8 ～ 12 周；在有氧运动的基础上，每周额外进行 2 次抗阻力训练，每次至少 2 组训练，重复 8 ～ 15 次，至少 60% 最大重复次数。

当然，训练处方应以个人实际情况做调整，不能盲目跟从。刚开始运动时，要循序渐进，切忌急功近利，在身体可承受的范围内逐步接近目标训练量；尤其是长期卧床的患者，可能需要很长的时间才能恢复体力，一定要坚持。另外，在运动期间如果感觉训练效果不明显，也不要气馁，运动康复是需要时间的，非一日之功，只有坚持才能达到预期的效果。

食管癌患者的运动康复注意事项

（1）骨质疏松或骨转移的患者，应尽量避免对较为脆弱的骨骼部位进行高强度负荷动作，如猛烈冲击、躯体弯曲或伸展过度、附加阻力的躯干弯曲或伸展，以及动态扭转运动；并根据骨骼损伤部位调整运动处方，防止跌倒，降低骨折风险。另外，对于没有发生骨转移的患者，在运动时也应密切关注骨转移的迹象和症状，以及骨转移常见部位，如脊柱、肋骨、肱骨、股骨及骨盆等，如发现骨骼疼痛等问题，应及时与医生交流，做进一步评估，并调整运动方案。

（2）老年肿瘤患者，可能会出现认知困难、神经病变、肌肉减少症、肌无力、行动迟缓和疲劳等问题，并且抗肿瘤治疗和肿瘤负荷可能会加速机体的老化和衰退。建议在运动前，对老年患者进行整体的体能和功能评估，判断患者的运动能力，调整运动方案。

（3）接受过造瘘手术的肿瘤患者，开始运动前应先将造口袋清空；在专业人员的指导下进行举重/抗阻力训练，遵循"低起点、慢进度"的原则。造瘘术可能增加造瘘口旁疝的风险，为了调节腹内压力，需要正确的举重技巧和良好的姿势。另外，患者应避免紧闭口鼻呼气；避免任何可造成腹腔内压力过大的核心锻炼，如做某些动作时感觉腹部有压迫感或观察到腹部隆起，则建议避免此类运动。回肠造瘘术患者存在脱水的风险，因此患者应寻求医生的建议，保证在运动前中后进行合理的水分补充。进行接触性或有造口损伤危险的运动，需要佩戴造口保护器。

（4）患有周围神经病变的肿瘤患者，在进行运动之前，应对稳定性、平衡性和步态进行评估，根据实际情况选择平衡训练。如果神经病变影响运动稳定性，可考虑用骑固定自行车、水上运动，或者使用带安全扶手的跑步机等有氧运动代替步行。进行手部负重训练时，可使用有橡胶涂层的哑铃或佩戴软垫填充的手套，以减少抗阻力训练过程中对手部造成的不适感，并时刻注意手部不适情况。另外，对于患有周围神经病变的患者，抗阻力训练中使用固定器械优于杠铃、哑铃等自由重量训练器材。

（5）接受过干细胞移植的肿瘤患者，鼓励其在家锻炼，建议等待免疫系统完全恢复后再到公共体育场所运动。运动初期，应循序渐进，从低强度、短时间、高频率的运动模式开始，根据个人情况逐渐调整运动强度

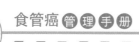
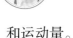

和运动量。

（6）肿瘤患者的症状和治疗不良反应常常不会孤立出现，通常以症候群的形式存在，如疲劳、疼痛、睡眠障碍等，在抗肿瘤治疗期间和晚期患者中尤为明显。患者要密切关注自身症状，如果发现运动没有改善问题，甚至加重了症状，则要及时咨询专业人员，对症状进行再评估和管理，对运动处方进行调整。

（7）肿瘤患者发生继发性肿瘤的风险较高，在户外运动时一定要注意防晒，避免继发性皮肤癌的发生。

（8）对于接受过放射治疗的肿瘤生存者，应避免长期到含有氯化物消毒剂的游泳池锻炼。

（9）有氧运动对早期肿瘤患者的症状改善和生存期延长有益，但并不适合患有恶病质且预期生存期很短的患者。

食管癌患者的中医康复

📖 食管癌患者中医康复治疗的目的和作用

患食管癌本身或治疗都会给患者带来相应的不良反应及并发症，进而导致患者身体功能异常，同时伴有较严重的心理障碍，严重者甚至可以导致躯体的难以逆转的残疾。食管癌的中医康复治疗，除了可以辨证使用传统的中药汤剂，还有配合食疗、针灸、外治等具有中医药特色的康复办法。中医康复的治疗和指导，可以在促使患者病后身体机能的恢复和代偿、晚期患者的姑息治疗、食管癌复发转移的预防，以及减轻治疗的不良反应、缓解各种不适症状、控制并发症、调整肿瘤患者心态等方面发挥重要的作用。

📖 食管癌中医食疗康复治疗的方法

食管癌与其他疾病一样，患者体质都有阴阳偏胜、寒热虚实之不同。食物也有寒热温凉、辛甘苦酸咸四气五味之别，所以需要有针对性地选择使用。传统医学讲究"药食同源"，《黄帝内经》中提到"毒药攻邪，五果为养，五谷为助，五畜为益，五菜为充"，都强调了食疗对疾病康复起到的重要作用。韭菜、墨旱莲、百合等日常常见的食物对消化道疾病是有益的。保证食管癌患者有足够的营养补充，提高机体的抗病能力，促进患

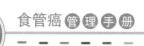

者的康复。对食管癌患者的食疗应做到营养化、多样化、均衡化。建议一般食管癌饮食以细、软、凉热适中、少量多餐为原则，并根据梗阻程度，选用合适的流质、半流质或软食，患者梗阻症状严重时，应给予浓缩的富含优质蛋白、糖类、脂类、无机盐及维生素成分的流质饮食。

常用的食管癌食疗处方有以下两种。

（1）参薏粥。原料：北沙参9 g，莱菔子6 g，旋覆花6 g（布包），薏苡仁20 g。制法：先将北沙参、莱菔子、旋覆花煎汁去渣，倒入薏苡仁中煮烂打成匀浆，再煮沸即可食用。每天1剂，早晚分服。具有化痰开郁、降逆止呕的功效。应用于食管癌化疗后恶心呕吐、纳差的患者。

（2）五汁饮。原料：藕汁、甘蔗汁、梨汁、荸荠汁各100 g，麦冬6 g。制法：将藕汁、甘蔗汁、梨汁、荸荠汁混匀，加清水100 mL，煮沸后用小火煮30分钟取汁，再加麦冬，煎汁调匀即可。少量多次频服，具有生津止渴、清热解毒的功效。适用于食管癌放疗后致气阴损伤、热毒内盛者。但脾胃虚寒者慎服。

食管癌中药外治康复的方法

中药外治法是指将药物配制加工成散剂（外用散剂）、膏药剂（又称硬膏）、油膏（又称软膏）、药捻、洗剂、栓剂、灌肠剂、雾剂、糊剂、滴剂等剂型，涂敷、粘贴、布、点滴、灌导、拭洗于体表穴位或病灶局部。在选用时，应在辨证施治原则指导下，根据病证不同而使用不同方药加以配制。

中药贴敷疗法：将药物贴敷于身体某部，病在内者贴敷要穴或循经取穴，病在局限浅表者贴于局部，通过药物透皮吸收、穴位刺激发挥作用，达到改善症状、调节免疫、控制病灶，以及康复保健等目的。

注意事项：①皮肤过敏者，有疮、疖、痈等皮肤破损者，以及严重心肺功能疾患者不宜采用；②贴治后前 3 天禁食肥厚刺激食物，如羊肉、鱼、虾、海鲜、公鸡、鹅，以及葱、韭菜、辣椒、蒜等刺激性食物；③不饮酒、不抽烟。

取穴原则：以取阿是穴为主。

食管癌中药贴敷方有以下两种。

（1）金仙膏：苍术、白术、川乌、生半夏、生大黄、生灵脂、生元胡、枳实、当归、黄芩、巴豆仁、莪术、三棱、连翘、防风、芫花、大戟等百余种中药制成药膏，按病情分次摊膏于纸上，外敷病处或选穴外贴。

（2）中药外敷治疗放射性皮肤溃疡：药用熟石膏 80 g，炉甘石、黄柏、白及、乳香、没药各 20 g，血竭 3 g，儿茶 6 g。研细末和匀，然后将 200 g 凡士林烊化，调入药粉和匀成膏。敷药前先用过氧化氢溶液冲洗溃疡面，75% 乙醇溶液将周围皮肤常规消毒，再用氧气直吹溃疡面 10 分钟，然后把药膏涂于纱布上外敷溃疡面，每天 1 次。

食管癌中医非药物疗法康复有哪些？

针灸康复

食管癌患者大多体质虚弱，故针灸时刺激不宜过强，并尽量采取卧位；

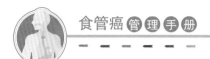

应避免针刺到血管，以防出血；皮肤有感染、溃疡、瘢痕处，不宜针刺。

针刺方案：食管癌多选择天鼎、天突、膻中、上脘、内关、足三里、膈俞、合谷。病灶在颈段者，加扶突、气舍、风门等；病灶在中段者，加气户、俞府、承满、肺俞、心俞等；病灶在下段者加期门、不容、承满、梁门等。如兼胸骨后痛配华盖，背痛配外关、后溪，进食困难或滴水不进者重刺内关，食管内出血者配尺泽、列缺、曲泽，痰多者灸大椎、中府、中魁，针风门、肺俞、列缺、合谷。均采用毫针刺法，平补平泻，每天1次。

中医音乐康复

中医音疗康复首推五行音乐。五行音乐是将中医基本理论中的阴阳五行与音乐相结合而成。五音，即角、徵、宫、商、羽，分别与中医五行（木、火、土、金、水）、中医五脏（肝、心、脾、肺、肾）及音调3-咪音、5-嗦音、1-哆音、2-唻音、6-啦音相对应。中医理论认为，五音通五脏，可直接或间接影响人的情绪和脏腑功能，从而影响人体气机的运行。清代吴师机在《理瀹骈文》中记载："七情之病也，看花解闷，听曲消愁，有胜于服药者矣。"古人认为音乐可以"通神明"，可以"动荡血脉、流通精神"，可以"使人喜，使人悲"，食管癌患者可以通过听舒缓音乐以调畅情志。

气功导引康复

中医的气功导引作为特色运动疗法，具有改善癌症患者生活质量、提高免疫功能、提高患者身体机能水平等诸多良性作用。在《黄帝内经》中已有记载："积为导引服药，药不能独治也。"明确提出了导引在各类肿瘤康复中的应用。气功是一种以呼吸、身体活动和意识的调整（调息、调形、调心）为手段，以强身健体、防病治病为目的的身心锻炼方法。气功导引在帮助患者解除恐惧、焦虑、烦躁等方面有独特的效果。气功强调心静，心静则神，神定则息调，息调则气平，平则血和，从而有利于癌症的康复。

具有中医特色的运动导引康复方法有五禽戏、站桩、太极拳等，分别具有不同的康复功效。五禽戏可用于癌症康复期四肢部位功能的锻炼，有助于肢体活动能力的康复，站桩可用于癌症术后体力恢复较慢者、放化疗期间出现消化道等不良反应者；太极拳的适用范围较广，男女老少均可练习，对体力较差的食管癌症患者更为适宜。

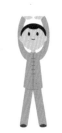
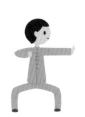
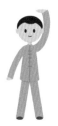
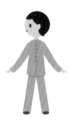

1. 双手托天
理三焦

2. 左右开弓
似射雕

3. 调理脾胃
须单举

4. 五劳七伤
往后瞧

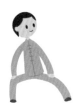

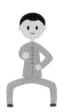
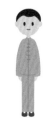

5. 摇头摆尾
去心火

6. 两手攀足
固肾腰

7. 攒拳怒目
增气力

8. 背后七颠
百病消

八段锦示意

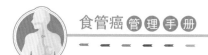

食管癌癌因性疲乏的康复

多数癌症患者在诊断之初、抗肿瘤治疗中或治疗结束后出现的不明原因疲乏，常给患者带来严重困扰。据统计，门诊接受化疗和放疗的患者，80%～90% 受到疲乏的影响，而住院姑息治疗的患者中，约 75% 患者存在严重的疲乏。

什么是癌症相关疲乏？

目前医学上对癌症相关疲乏的定义是：一种痛苦的、持续的、主观的，有关躯体、情感或认知方面的疲乏感或疲惫感，与近期的活动量不符，与癌症或者癌症的治疗有关，并且妨碍日常机能。肿瘤患者通常把疲劳描述为一种难以恢复的肌肉倦怠感或无力状态。例如，躯体感觉虚弱，不能完成以往能胜任的工作；情感上缺乏激情，情绪低落，精力不足，注意力不能集中；起床后有未清醒和未得到恢复的感觉。

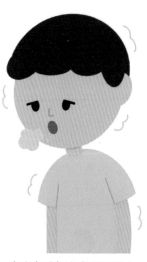

癌症会引起患者疲乏无力

疲乏可能由恶性肿瘤本身和（或）抗癌治疗造成。导致疲乏的常见原因有肿瘤大小、肿瘤并发症（如呕血或黑便等消化道出血、胸腔积液、心包积液等导致缺氧，骨髓抑制白细胞减低，电解质紊乱导致低钾低钠血症等）、营养不良、贫血、疼痛麻醉药物（奥施康定、吗啡等）、睡眠障碍、抗癌治疗（化疗药物铂类等）、脏器功能不全（心、呼吸、肝、肾等功能不全、甲状腺功能减退等）、情绪紊乱和肿瘤疼痛等。

癌因性疲乏的主要表现

癌因性疲乏会影响患者的行走、锻炼、用餐、照顾家庭等活动，会进一步影响患者的工作能力和生活质量，所以积极控制疲乏很重要。

疲乏很少是孤立的症状，通常和其他症状共同出现，如疼痛、情绪障碍、贫血和睡眠障碍等。肿瘤患者可因不同肿瘤、不同分期和不同治疗而出现各种不同症状。因此，肿瘤患者应该及时向医生告知这些表现，以便医生进行评估并及时得到治疗。由于疲乏缺少客观指标，因此对疲乏程度的评估主要通过患者的自我报告完成。目前有两种评估疲乏的方法，具体标准如下。

（1）十分法标准：在过去的 1 个月内，有 2 周每天或者几乎每天存在 ≥ 6 个的如下症状，并且症状中至少有 1 项表现为 A1。

A1. 显著疲乏，力量下降或需要增加休息，近期活动水平比例失调；

A2. 自述肢体软弱或者沉重；

A3. 注意力降低；

A4. 对日常活动的兴趣与积极性降低；

A5. 失眠或嗜睡；

A6. 起床后有未清醒和未得到恢复的感觉；

A7. 需要努力克服不进行活动的状态；

A8. 情感反应（如悲伤、沮丧、易怒）感觉疲乏；

A9. 由于疲劳感而无法完成日常活动；

A10. 记忆力减退；

A11. 有持续几小时的不适感。

（2）围手术期疲劳测评量表（IGFS 量表）。

围手术期疲劳测评量表（IGFS 量表）

没有 * 标记的内容正向记分，分数越高说明您越劳累；
有 * 标记的内容反向记分，分数越高说明您精神状态越佳；
只需如实填写，分数没有好坏，只是反映您真实的身体状态。

项目	一点也不	几乎不	有时	经常	非常频繁	一直都是
赋分	1	2	3	4	5	6
疲劳						
1. 我感到劳累	☐	☐	☐	☐	☐	☐
2. 我感到疲倦	☐	☐	☐	☐	☐	☐
3. 我感到全身无力	☐	☐	☐	☐	☐	☐
4. 我感到身体十分的累	☐	☐	☐	☐	☐	☐
5. 我一直觉得身体很沉重	☐	☐	☐	☐	☐	☐
活力						
6. 我觉得神清气爽 *	☐	☐	☐	☐	☐	☐
7. 我觉得自己很活跃 *	☐	☐	☐	☐	☐	☐
8. 我觉得自己很有活力 *	☐	☐	☐	☐	☐	☐
9. 我觉得自己精力充沛 *	☐	☐	☐	☐	☐	☐
注意力						
10. 我能够集中注意力去做一件事 *	☐	☐	☐	☐	☐	☐
11. 我比平时容易犯错误	☐	☐	☐	☐	☐	☐
12. 我容易走神	☐	☐	☐	☐	☐	☐
13. 我很健忘	☐	☐	☐	☐	☐	☐
14. 我总是很难集中注意力	☐	☐	☐	☐	☐	☐

续表

项目	一点也不	几乎不	有时	经常	非常频繁	一直都是
赋分	1	2	3	4	5	6

精力

项目	一点也不	几乎不	有时	经常	非常频繁	一直都是
15. 我总是很难有兴趣去参加以前经常参加的活动	□	□	□	□	□	□
16. 我每天只做很少的事情	□	□	□	□	□	□
17. 我不得不限制自己每天要做事情的数量	□	□	□	□	□	□
18. 我有精力做很多事情*	□	□	□	□	□	□
19. 我开始做事时没有问题，但很快就觉得疲倦	□	□	□	□	□	□
20. 我没有精力去完成自己平时所做的事情	□	□	□	□	□	□

项目	一点也不	偶尔	有时	经常	总是这样
赋分	1	2	3	4	5

精力

项目	一点也不	偶尔	有时	经常	总是这样
21. 我没有精力做家务	□	□	□	□	□
22. 我没有精力做饭	□	□	□	□	□
23. 我没有精力工作	□	□	□	□	□
24. 我没有精力去拜访亲戚朋友（亲戚朋友来拜访的时候我没有精力跟他们聊天）	□	□	□	□	□
25. 我没有精力参加娱乐休闲活动	□	□	□	□	□
26. 我没有精力逛街	□	□	□	□	□
27. 我没有精力走路	□	□	□	□	□
28. 我没有精力做除了走路以外的活动	□	□	□	□	□

没有＊标记的内容正向记分，有＊标记的内容反向记分。各条目得分相加分别得到各分量表的得分。疲劳感觉、活力感觉和对注意力的影响得分相加的平均值得到术后疲劳症状（POF）的评分，其余的两个分量表得分相加的平均值则为疲劳结果（FC）的得分，得分均以最大可能值的百分数表示。

📖 癌因性疲乏的治疗

▌常规治疗方法

　　因为患者个体的环境和资源存在差异，所以医生会根据患者的不同文化差异和病程中患者及其家庭的需要制订并调整干预措施。

患者／家属要充分了解治疗期间和治疗结束后的疲乏相关表现，并要理解治疗相关疲乏并不一定意味着肿瘤疾病进展；疲劳的管理是整个医疗护理的重要组成部分，并且疲劳可能在抗肿瘤治疗结束后持续存在。

积极治疗方法如下。

（1）自我监测疲乏水平。

（2）节约体能法：对要做的事情进行排序和建立合理的预期，分步进行，委派其他人帮助，精力充沛时再进行活动，学会借助工具，推迟不必要的活动，控制小睡小于 1 小时以免干扰夜间睡眠质量。

（3）分散注意力法，如游泳、听音乐、阅读、进行社交。

（4）寻找目前生存的价值：强调有意义的互动，提升患者的尊严。

（5）考虑寻找适当的专家和支持治疗的医院帮助。

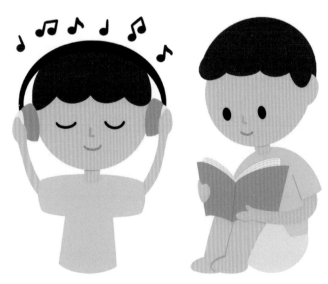

听音乐、阅读等可缓解疲乏

抗癌治疗后患者疲乏的治疗

非药物性干预

（1）体力活动：维持最佳活动水平；决定活动强度时注意治疗的迟发性影响（心肌病），安全问题，评估跌倒风险；考虑维持一项运动，包括耐力（步行、慢跑或游泳）和抗阻力（力量）的双方面训练；练瑜伽。

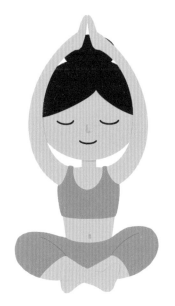

练瑜伽可缓解癌因性疲乏

（2）心理社会干预：通过认识和改变不良的思想和行为来减少负面情绪并促进心理调适的心理治疗方法；正念减压法。

（3）心理教育疗法或教育疗法；表达支持疗法（如加入支持小组、咨询、日志写作）能够促进情感表达，并能从他人那里获得支持。

（4）营养辅导。

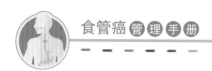
（5）睡眠调节：睡前控制刺激，限制过多睡眠，睡眠卫生。

药物干预

排除引起疲乏的其他原因后考虑使用中枢兴奋剂（哌甲酯），哌甲酯应谨慎使用，只有在排除了癌症或治疗引起的疲乏后才可应用于治疗。

如果有指征，治疗疼痛、情感上的痛苦和贫血。

最大限度地改善睡眠障碍、营养缺乏和并发症的治疗。调整当前针对疼痛、睡眠障碍和其他症状及合并症的治疗手段，包括药物。可能考虑疼痛的非药物性管理，如姑息放疗、神经阻滞或硬膜外给药。

终末期患者癌因性疲乏的治疗

一般策略：积极治疗，节省体力和借助工具（轮椅、便桶），去除不必要的活动，保留体力给有价值的活动。

非药物性干预

体力活动：维持最佳活动水平；决定活动强度时注意骨转移、血小板减少、贫血、感冒或活动性感染、继发于转移或其他合并症的限制、安全问题，评估跌倒风险。

药物干预

排除引起疲乏的其他原因后考虑使用中枢兴奋剂（哌甲酯），哌甲酯应谨慎使用，只有在排除了癌症或治疗引起的疲乏后才可应用于治疗。

考虑使用皮质类固醇（泼尼松或地塞米松）。

改善睡眠障碍、营养缺乏和并发症的治疗。调整当前针对疼痛、睡眠障碍和其他症状及合并症的治疗手段，包括药物。可能考虑疼痛的非药物性管理，如姑息放疗、神经阻滞或硬膜外给药。

第五章
食管癌常见
问题问答

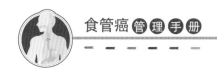

食管癌预防的问答

■ 什么是食管癌？

食管癌指发生于食管上皮组织的恶性肿瘤，如鳞状细胞癌、腺癌、小细胞癌，以小细胞癌的恶性程度最高。我国、日本和韩国的绝大多数的食管癌组织类型是鳞状细胞癌；西方发达国家鳞状细胞癌的比例逐渐下降，而食管腺癌（绝大多数是胸下段）的比例逐渐升高，占 70% ～ 80%。

■ 中国的食管癌患者有多少？

在世界范围内，非洲南部和东部及亚洲东部地区的食管癌发病率最高。中国正是高发病率国家之一。事实上，有统计数据显示，中国食管癌发病和死亡人数几乎占全球食管癌发病和死亡人数的 50%。

■ 为什么食管癌特别"青睐"中国人呢？

这可能与人种和遗传因素有关。除此之外，中国特殊的饮食习惯与之密不可分。我们招待客人热衷于推荐"趁热吃"，选择菜品喜欢"重口味"，在餐桌上"烟酒不离手"，食物吃不完就淳朴地"先腌上"，南方地区喜欢招呼朋友"吃点儿槟榔"，这些饮食习俗都可能增加食管癌的发生风险。

■ 为什么有些人吸烟但并没有患癌症？

我们身边可能某些人一生吸烟且没有出现癌症，同时某些从未吸烟的人却患上了癌症。虽然研究已经证实吸烟是癌症的诱因之一，但这并不代表所有吸烟的人一定会患癌症。吸烟只是会增加患癌症的风险，吸烟的人与不吸烟的人相比患癌症的概率更高。这就像马路上不遵守交通规则容易出现交通事故一样，不是所有违反交通法规的人都会出现交通事故，这还取决于其他因素的作用。

▍癌症可以预防吗？

很多人认为癌症纯粹是基因、运气不好或者命运所致。但是，科学研究告诉我们癌症其实是基因、环境和生活方式综合作用于人体的结果，其中很大一部分癌症可以通过预防进行控制。约 1/3 的癌症可以通过改变我们的生活方式进行预防。虽然医学的进步有助于更好地治疗癌症患者，但是多数患者目前还不能完全治愈，只能改善生存质量和延缓病情，因此控制癌症最有效的方式就是预防癌症的发生。

▍家里有人患食管癌，会遗传吗？

遗传因素在食管癌发展中仅有很小的影响。但若是您有血缘关系的亲属中有 2 位患食管癌或其他恶性肿瘤，则说明您有肿瘤易感性，意思是较周围人，您患食管癌的概率较高，但还不到肯定会得食管癌的程度，只是需要您严格定期进行防癌体检（包括胃镜）。

▍为什么常出现家庭多名成员患上癌症的情况？

家庭多名成员出现癌症可能有 3 个方面的原因：①可能仅仅是一个巧合；②可能是因为家庭成员生活在相似的环境或有相似的生活习惯，如均喜欢抽烟、喝酒；③可能由于家庭成员的遗传因素所致。需要质疑的是，仅有 5% 以下的癌症患者因父方或母方缺陷基因遗传所致，绝大多数的癌

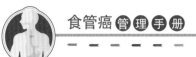

症患者都不是遗传的。缺陷基因会增加癌症风险，但其存在并不意味着一定会出现癌症。

■ **如果家庭多名成员患上癌症，应该注意什么？**

家庭多名成员出现癌症时，需要注意他们出现癌症的年龄及癌症类型。在患者出现症状不适就诊时应告知医生这些信息，这有助于医生判断是否需要进行特殊检查以确定患者是否存在癌症。同时应该进行定期体检，确定身体是否存在异常。

■ **食管癌会传染吗？**

食管癌是患者自身发生的，不会传染。食管癌细胞一旦离开了人体内环境，便不能存活，没有像细菌或病毒那样的传染途径。另外，人体免疫系统对异体癌细胞具有明显的排斥反应，通常食管癌细胞在其他人体中是不可能存活的。因此，食管癌细胞不具备传染能力，更不具有传染性。

■ **饮食习惯与食管癌有关吗？**

饮食习惯与食管癌的发生关系密切：①化学病因，食物含有的亚硝胺；②霉菌，霉变食物中含有黄曲霉毒素；③缺乏某些微量元素；④缺乏维生素；⑤不良饮食习惯，如过热食物、进食快、口腔不洁、饮酒等。

■ **哪些饮食习惯和方法能预防食管癌的发生呢？**

食管癌是一种与饮食习惯密切相关的疾病，因此很多不良饮食习惯的纠正都可能预防食管癌的发生。不要吃过烫、过硬的食物，吃饭时要细嚼慢咽，不要吸烟，不要过量饮酒，不嚼槟榔，这样可以减少食物对食管黏膜的刺激。虽然勤俭节约是美德，但为了身体健康，有些节约习惯应摒弃，如不吃发霉变质的食物，少吃腌制的食品。平时饮食要注意营养均衡，提倡高纤维膳食，多吃新鲜蔬菜、水果，少吃红肉等。防微杜渐，这些饮食习惯的纠正都有助于预防食管癌。

■ 某些宣传中所讲的抗肿瘤饮食能相信吗？

我们常常在大量的广告宣传中听到某些特殊食品或"抗肿瘤食品"对人体非常有益。但我们不应该依赖这些所谓的"抗肿瘤食品"来降低癌症发生的风险，它们无法替代健康的平衡膳食在维持身体健康中发挥的作用。世界卫生组织建议每天至少摄入 400 g 蔬菜和水果，可以预防癌症和其他慢性疾病。

■ 吃药可以预防食管癌吗？

一些药物可能减少食管癌的发生，如微量元素硒、维生素 E、增生平。在我国河南省林州地区（我国食管癌最高发的地区之一），我们进行了高发地区现场的营养干预试验，结果提示营养干预确实有助于降低食管癌的发病，但更为重要的是健康的饮食习惯。

■ 什么是食管癌人群筛查？如何进行食管癌人群筛查？

绝大多数早期食管癌患者无明显症状，不到医院进行相关检查，一旦出现症状到医院就诊时多数确诊为晚期，治疗效果很差。因此，要想早期发现食管癌患者，进行早期治疗，提高食管癌治疗效果，最直接有效的方法就是到无症状的人群中进行食管癌筛查。我国是食管癌高发国家，每年大约有 19.3 万人死于食管癌，而我国人群食管癌的发病又具有明显的地域聚集特点，因此在食管癌高发地区开展人群食管癌筛查将能够有效地

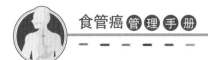

实现食管癌早诊早治，提高我国食管癌治疗的效果。长期以来，我国的医务人员在食管癌高发地区现场采用食管镜＋碘染色辅助多点活检病理诊断技术进行食管癌筛查，取得了良好的效果，部分地区食管癌早诊率能够达到 80% 以上，早期治疗率可达到 90%，挽救了大量食管癌患者的生命。目前，我国各省几乎都有食管癌筛查现场，希望广大的群众能够积极参与宣传食管癌人群筛查，提高我国食管癌治疗效果。

▌如何早期发现食管癌？

内镜检查是早期发现食管癌的唯一有效途径。采用内镜下染色技术能够更有效地辅助发现早期食管癌及癌前病变，内镜下染色技术有多种，如内镜下碘染色技术、甲苯胺蓝染色等。最常用的是碘染色技术。其原理为正常食管鳞状上皮细胞内含有丰富糖原，与碘液接触后可呈现棕褐色，异常鳞状上皮细胞内由于糖原含量减少或消失，遇碘液后染色较浅或不染色。有经验的医生可以根据病变颜色深浅、病变范围大小、病变边缘是否清楚、病变部位的质感来判断病变的严重程度，如是食管癌癌前病变还是食管癌，是早期食管癌还是中晚期食管癌等。近年来发展的放大内镜及特殊光染色技术，如窄带成像技术能够更加准确地对病变性质及严重程度进行判断。

食管癌诊断的问答

内镜诊断的问答

▌没有什么不适也要做胃镜吗？

包括食管癌在内的各种消化道肿瘤，早期多数没有什么症状，而早期发现这些肿瘤对于提高肿瘤治疗效果来说至关重要。胃镜检查是发现早期消化道肿瘤的最有效的技术手段。目前，我国推荐以下人群进行早期消化道肿瘤筛查。

（1）年龄≥40岁，男女不限。

（2）上消化道癌高发地区人群。

（3）幽门螺杆菌感染者。

（4）有上消化道症状者（如恶心、呕吐、进食不适、腹痛、腹胀、反酸、胃灼热等）。

（5）患有上消化道癌前疾病者（如食管低级别上皮内瘤变、Barrett食管；贲门肠上皮化生、低级别上皮内瘤变；胃重度慢性萎缩性胃炎、重度肠上皮化生和低级别上皮内瘤变、慢性胃溃疡、胃息肉、胃黏膜巨大皱褶征、良性疾病术后残胃10年、胃癌术后残胃6个月以上等）。

（6）有明确的上消化道癌家族史者。

（7）具有上消化道癌高危因素者（如重度吸烟、重度饮酒、头颈部

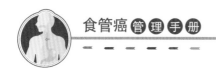

或呼吸道鳞状细胞癌、恶性贫血者等）。

有以上因素的人群，即使没有胃部不适症状，也建议进行胃镜筛查。

■ 食管癌为什么要早诊早治？

我国胃食管癌发病和死亡人数约占全球的50%，且由于到医院就诊病例大多数都是中晚期肿瘤，临床治疗效果差，5年生存率仅30%左右，患者就诊治疗过程中遭受的痛苦也非常大，经济负担也非常重。早期食管癌通过内镜下微创治疗可以达到治愈的目的，5年生存率可达到95%以上。相比之下，早期食管癌患者就诊过程痛苦小，花费少，治疗效果好。食管癌早诊早治是我国目前阶段提高食管癌防治效果的最有效途径。因此，我们提倡食管癌早诊早治，提倡人群筛查，发现早期食管癌患者，以实现食管癌早诊早治。

■ 食管癌患者为什么要做气管镜检查？

解剖结构上食管与气管贴邻，对于胸上段以上的食管癌有可能侵及气管，从而无法行外科治疗，气管镜检查的目的主要是判断食管癌是否侵及气管，从而防止术中无法切除的问题。

■ 食管癌患者为什么要做超声内镜？

超声内镜是目前判断食管癌分期，尤其是肿瘤浸润深度及局部淋巴结转移最准确的方法，是国际上推荐的食管癌疗前分期检查重要的方法。食管癌的治疗前分期诊断对于食管癌的治疗尤其重要，决定了患者下一步需要应用什么样的治疗策略，对于无法以外科手术切除为主的患者，改为以放化疗为主，能够避免患者受到更大的创伤，也能起到保护患者的作用。鉴于超声内镜在判断疗前分期有着非常重要的作用，因此推荐食管癌患者疗前尽量行超声内镜检查。

其他诊断手段的问答

■ 怀疑自己得了食管癌，需要做哪些检查帮助确诊？

最好到专科医院就诊，在医生的指导下进行检查。主要有上消化道造影、胃镜、胸部 CT 等检查，有助于确定病变部位、大小、与周围脏器关系、病理等。如确诊为食管癌还需全面检查以明确是否有淋巴结或远处转移。

■ 食管癌的上消化道造影和 CT 检查有什么作用？

（1）上消化道造影：专业术语为气钡双重对比造影，用于消化道检查的钡餐是药用硫酸钡，因为它不溶于水和脂质，所以不会被胃肠道黏膜吸收，因此对人基本无毒性。

气钡双重对比造影是利用气体与钡剂进行食管胃肠造影的一种方法。向食管内注入气体或口服产气药物并服用稀钡使食管皱褶拉开，钡剂勾画出食管黏膜的影像，故可得到清晰的食管造影图像。

造影是诊断食管及胃部疾病的重要手段之一，属简便易行无创性检查。对中晚期食管癌较为敏感，能确定病变的部位、长度及管腔狭窄程度，还可初步推断病变有无外侵及外侵范围，对早期食管癌有一定的局限性；术后的造影可以明确吻合口的位置、形态，可以作为基线片参考，在治疗中，如果患者胸骨后疼痛加剧怀疑穿孔时，做造影能够明确穿孔的程度和位置。

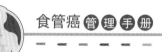

（2）CT检查：CT扫描可以清晰显示食管与邻近纵隔器官的关系，判断是否侵及周围的组织器官，如气管、主动脉、椎体等；可以发现是否有淋巴结肿大；可以判断是否有肝、肺等器官的转移；但CT检查对早期食管癌不敏感，难以发现。

▌ "钡餐"检查有什么禁忌证吗？

（1）胃肠道急性出血期：当有呕血、便血或黑便时不宜行钡餐检查，因为可能加重出血。一般应在出血停止后再进行钡餐检查较为安全。

（2）胃（肠道）穿孔或怀疑穿孔者：当腹痛明显，腹部触压有明显的压痛和反跳痛及肌紧张时，多提示胃或肠道穿孔，如透视时发现膈下有游离气体，即可证实穿孔存在。此时禁止行钡餐检查，以防止钡剂从穿孔处漏入腹腔内。

（3）完全性幽门梗阻者：此时胃内大量食物及液体难以排入十二指肠，如行钡餐造影会加重胃潴留。

（4）肠梗阻：各种原因所致肠梗阻时（如肠道肿瘤）禁止做钡餐造影，因为钡餐造影不仅会加重梗阻，而且会使钡剂难以排出，引起梗阻部位以上胃肠道扩张。一般肠梗阻多可通过透视发现肠胀气明显、上段扩张，以及有较多液平面确诊。

（5）急性腹膜炎者。

（6）重度腹水、全身状态极差、心肺功能衰竭者。

▌ CT和MRI在食管癌诊断中有何临床意义？

CT对早期食管癌的诊断作用有限。对中晚期食管癌可获得3个方面的信息：①明确食管癌病变和周围器官的关系，如气管、心脏、主动脉、椎体、肺、膈肌等是否受压、粘连或侵犯；②明确淋巴结转移情况，CT能够较准确地判断纵隔、颈部、锁骨上、胃左动脉旁、腹膜后等处的淋巴结转移；③明确是否有远处转移，尤其是脑、肝、脾、肺等处的转移灶。

MRI 检查和 CT 相比，优势愈发明显，特别是高场强 MRI 设备的不断普及和发展，使 MRI 扫描速度大大加快，可以和 CT 一样完成薄层、多期相动态增强扫描，对病变侵犯范围、与周围器官的关系及淋巴结的检出均有提高。MRI 的另一个优势就是扫描序列多，特别是对于一些不能做增强 CT 检查的患者，即使做 MRI 平扫的序列，也能得到清晰可用的图像，如平扫中 T_2 序列可以有脂肪抑制的序列和普通序列，可以区分食管肿瘤是不是已经侵犯至食管壁外，对肿瘤的有效分期起到了重要作用。不足之处是费用较高，一般不作为常规检查。然而，对怀疑有脑、肝、骨转移者，MRI 的敏感性较 CT 高。

CT/MRI 检查时为什么要做增强扫描？

CT/MRI 检查分为平扫和增强两种方法。增强扫描就是把药从静脉（一般为肘前静脉）注入血管内同时进行 CT 扫描，可以发现平扫（没有向血管内注药扫描）未发现的病灶，主要用于鉴别病变为血管性或非血管性，明确纵隔病变与心脏大血管的关系，了解病变的血供情况以帮助鉴别良恶性病变等。增加病灶的信息量，以便于对病灶定性分析甚至明确诊断。食管癌的增强扫描有助于更加准确地判断病变和血管的关系、淋巴结转移情况等，对判断手术的切除性有较大帮助。

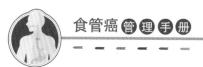

■ 哪些人群需要做胃镜检查？胃镜检查的注意事项是什么？

这些人群需要做胃镜检查：①具有食管癌可疑症状者；②经上消化道造影检查发现异常，需进一步明确病变性质者；③食管癌手术、放疗、化疗后观察疗效和追踪随访者；④治疗后又出现症状需要排除复发者；⑤食管癌癌前病变的追踪观察，如中重度异型增生、反流性食管炎等；⑥食管癌高危地区普查。

胃镜检查的注意事项：为了确保胃镜检查的质量，患者应该做好检查前的准备。在检查前 1 天进食少纤维、低脂、易消化的食物；检查前12 小时开始禁食、禁水；进食时有明显梗阻的患者，要求禁食 3 天，给予静脉输液，或术前清洗食管，待残留食物排空后方能检查。做过食管钡餐的患者，等待钡剂排空后（一般要求 3 天以后）再检查。检查前和医生交流自己的症状，检查时放松腰带，解开领扣，取出假牙，左侧卧位，咬好口垫，精神放松，主动配合医生检查。

📖 病理诊断的问答

■ 为什么术后病理结果要等好几天？

病理切片的制作需要较为烦琐的工序：①在收到外科医生切除的标本后，病理医生首先需要对标本进行预处理，将食管打开铺平，预处理之后才能将标本浸泡于福尔马林之中充分固定；②固定时间需要至少 12 小时，固定之后标本会变硬，便于切割取材；③规范化取材是正确诊断的前提，需要有经验的病理医生仔细检查标本，对肿瘤、肿瘤与周围的关系、切缘、淋巴结及其他可疑病变进行充分取材，制备成类似 1 元硬币大小的组织块，放入不同的包埋盒内编号记录。一般而言，1 例食管癌手术标本会制备十几到二十几块组织块。值得一提的是淋巴结的取材，需要在食管周围的脂肪中仔细寻找，几毫米的淋巴结也不能遗漏；④组织块经脱水浸蜡之后才可以被包埋——虽然现在多数由自动组织脱水机完成，但也需要 1 夜的时间；⑤包埋需要有经验的技术员人工将组织块置于石蜡中，这就是我们所说的"蜡块"，类似于琥珀。蜡块在常温下可以长期保存；⑥由技术员将蜡块切片，几微米的组织裱贴在玻璃片上，手工或通过半自动或全自动染色机染色（这种染色称为 HE 染色，是病理诊断最基本的染色方式，细胞核染成蓝色，细胞质染成红色），之后用盖玻片封片，需要约 1 天时间；⑦最终由病理医生对 HE 切片做出诊断，并选择蜡块进行免疫组织化学染色、特殊染色或分子检测等辅助诊断技术，这些辅助诊断技术又需要 3 ～ 7 个工作日的时间。一般而言，食管癌的手术病理检查会在 7 ～ 8 个工作日出具病理报告。

什么是 Barrett 食管？

食管，顾名思义，是一根管，而胃是一个囊袋，食管和胃的"分界线"就是管和囊交界的地方。正常的食管黏膜表面是鳞状上皮，胃黏膜表面是柱状上皮，在食管和胃的黏膜面也有一条"分界线"，上方为白色的鳞状上皮黏膜，下方为红色的柱状上皮黏膜。正常情况下管 – 囊分界线和白 – 红分界线比较一致，如果柱状上皮黏膜上移超过管 – 囊分界线取代了部分鳞状上皮黏膜，则称为 Barrett 食管。Barrett 食管的形成与胃食管反流病

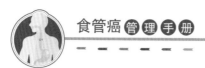

有关。Barrett 食管可以伴有肠上皮化生或上皮内瘤变，有 Barrett 食管的患者患食管腺癌的风险增高。伴肠上皮化生或上皮内瘤变者患食管腺癌的风险更高。

■ 病理报告上写的"低分化鳞状细胞癌"是不是"晚期"肿瘤？还能活多久？

　　低分化鳞状细胞癌是指分化程度为低分化，是与正常组织比的"丑陋"程度，并不是指分期是早期还是晚期。分化程度虽然是影响肿瘤预后的因素之一，但最重要的影响因素还是分期。国际上通用的肿瘤分期是美国癌症联合委员会（American Joint Committee on Cancer，AJCC）和国际抗癌联盟（Union for International Cancer Control，UICC）推荐的 pTNM 分期，这一分期是根据全球的肿瘤数据统计之后确定的。现在国内多采用的是 AJCC 第 8 版分期。平时我们所说的"早期""晚期"就是依据 pTNM 分期确定的肿瘤分期。根据病理报告中的 T 分期、N 分期和 M 分期在表中确定对应的位置即可确定总的分期，分为 Ⅰ～Ⅳ 期。一般来说 Ⅰ 期称之为早期肿瘤，Ⅱ～Ⅳ 期称之为中晚期。评价预后的统计指标是"5 年生存率"，即确诊之后生存 5 年时间以上的比例，总体而言，Ⅰ 期食管癌的 5 年生存率在 60% 以上，Ⅱ 期食管癌的 5 年生存率在 50% 左右，Ⅲ 期食管癌的 5 年生存率在 30% 左右，而Ⅳ期食管癌的 5 年生存率只有 10%。但具体到每个患者，是有个体差异的。

细胞学诊断的问答

食管拉网在食管癌诊断中是否还有价值?

食管拉网是 20 世纪 70 年代后食管肿瘤、癌前病变普查及诊断的重要方法,但由于敏感性及特异性明显低于纤维内镜检查(胃镜),目前已经基本弃用。

细针穿刺检查是否都能得到明确的结果?

因病变本身的原因,如肿物小、位置深、质地硬或发生坏死等,穿刺 1 次不能得到足够的供诊断细胞,必要时需要重复穿刺操作,少数患者重复穿刺后仍得不到明确结果,出现率低于 8%。

穿刺有哪些禁忌证呢?

通常细针穿刺禁忌证极少,尤其是体表部位,穿刺是非常安全的检查方法,但也必须指出细针穿刺毕竟是 1 项介入性、有创伤的检查,因此在下列情况下应避免穿刺。

(1)出凝血机制严重障碍的患者。

(2)中重度心绞痛、心肌梗死及心力衰竭等心脏疾病患者,重度高血压、脑血管病变患者。

(3)严重哮喘、呼吸衰竭患者。

(4)精神障碍、极度紧张及重度癫痫患者。

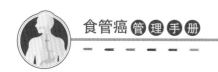

食管癌治疗的问答

外科治疗的问答

■ 什么样的食管癌患者不能手术？

手术是食管癌的主要治疗手段，但并非所有的食管癌患者都适合手术治疗。具体说来，以下情况不适合手术：①发现病变太晚，已经无法切除，如已经侵犯邻近重要脏器（心脏、大血管、气管等）的患者；或已经发生远处转移（如肝转移、肺转移或骨转移等）的患者。②身体情况太差，不能耐受手术的患者，如合并严重的心脏病、低肺功能、严重肝肾功能不全等。

■ 食管癌合并其他疾病的患者术前如何调整用药？

食管癌患者常常会合并冠心病、高血压、糖尿病等慢性疾病，平时需服用药物治疗。有些防止血栓的药物，如阿司匹林或波利维，应于手术前停药至少1周，以免引起术中、术后出血，一般术后3～5天即可恢复用药；降压药不必停药，甚至手术当日清晨尚可用一小口水服药，术后改为鼻饲给药。这样可以保障术前、术中及术后血压平稳，减少心血管并发症；糖尿病患者口服降糖药应在医生指导下改用胰岛素。

■ 手术前还能吃饭喝水吗？

绝大部分的手术都会要求患者术前禁食、禁水，保持胃肠道的排空状态。这是因为手术麻醉诱导时患者肌肉处于松弛状态，这时胃里如果有食物和水，可能会反流到口腔、咽部，或反流到气管和肺里引起误吸，威胁患者的生命安全，手术后肺炎的发生率也会提高。为了患者的安全，严格执行手术前禁食、禁水的时间和服药是相当重要的。

近年来术前禁食 12 小时的传统观念已经改变，因为这种方式不能确保胃部排空，还可能造成患者不必要的脱水和应激状态。目前，成人患者无误吸危险因素的指标为：禁食固体食物至少 8 小时；术前 2 小时禁水；麻醉前 1 ～ 2 小时服用口服术前药。对特殊患者，如有活动性反流或做胃肠道手术的患者，更严格的限制是必要的。

▌ 为什么食管癌手术后第 1 天医生让我坐起来，还鼓励我用力咳嗽？

呼吸系统并发症，如肺炎、肺不张是食管癌术后最常见的并发症，而呼吸道不畅是导致上述并发症的最主要原因。术后第 1 天让患者坐起来并用力咳嗽，有利于胸腔内积液的排出，更重要的是促进患者咳嗽排痰，防止肺不张和保障肺功能的恢复，减少呼吸系统的并发症。

▌ 食管癌患者术后出现并发症，患者和家属该怎么办？

任何外科手术都不能完全避免并发症的发生。食管癌手术复杂、创伤大，对呼吸、循环都有明显的影响，加之食管癌患者营养状况较差，所以术后容易引起呼吸循环系统并发症及切口感染、吻合口瘘等外科并发症。一旦出现并发症，医患双方应面对现实，积极应对。根据并发症的具体情况可采取保守治疗或外科治疗。绝大多数并发症经积极治疗可以完全治愈，一般不会产生后遗症。随着医疗技术的进步，并发症的发生率逐渐降

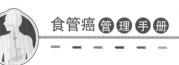

低，术后 30 日死亡率已经较低。

▌医生说我做食管癌手术时胃也切了一部分，会影响今后进食吗?

食管下段近胃处癌均需行部分胃切除以保证切除的范围。以往中上段食管癌手术较少切胃，但近年来随着管状胃技术的普及，切除部分胃的病例越来越多。其实即使不切胃，医生也往往将胃缝缩呈管状，这样可以防止胃上提至胸腔后因过度膨大而压迫肺脏，引起胸闷不适。而且胸腔胃过大也容易引起食物反流，导致患者误吸。而切除部分胃后，胃呈管状，食物更加容易通过胃腔，到达小肠。食管癌切除胃代食管后胃的功能主要是替代食管，所以切除一部分胃不会影响进食。

▌食管癌术后几天可以拆线? 拆线后几天可以洗澡?

食管癌术后一般 8 ～ 10 天拆线，当然还要根据患者伤口恢复情况而定。拆线后 2 周即可洗澡。由于术后短期内伤口愈合还不够坚固，因此不宜用力揉搓，洗澡时间也不宜过长。

▌食管癌患者手术出院后需要注意什么?

食管癌患者手术出院后需要注意以下 5 点: ①有无后续治疗; ②饮食方面记住 8 个字: 细嚼慢咽、少食多餐。进食后不宜马上平卧，睡眠时适当抬高胸部以防胃内容物反流; ③适当锻炼，如慢走、打太极拳等; ④根据医嘱定期复查，出现不适可随时就诊; ⑤保持乐观心态。

放射治疗的问答

▌食管癌不同放化疗模式的不良反应有什么区别？

每位患者在进行放化疗期间，都有可能出现不同程度的不良反应。因个体差异问题，每人的不良反应轻重不一。无须过分担心，放疗科医生会在治疗开始前及治疗期间，针对各种不良反应进行处理，以帮助、支持患者顺利完成治疗。

（1）食管癌的单纯放疗：因放疗靶区仅针对食管局部肿瘤及其周围的淋巴结区域，因此不良反应多以局部上消化道反应或局部皮肤反应为主，如恶心、食欲减退、胃部不适、消化不良、吞咽困难、吞咽疼痛、放射野区域皮肤色素沉着、毛孔扩张等；而单纯放疗对血象影响通常较小，一般不会出现或仅有轻微的骨髓抑制，多见于白细胞的降低。

（2）食管癌的同步放化疗：在放疗期间加入化疗，因二者有协同作用，在增加肿瘤治疗疗效的同时，势必也会加大患者的不良反应。具体表现在，除上述的上消化道反应加重外，绝大部分患者骨髓抑制亦会加重，如白细胞、血小板、血红蛋白的降低等，还可能出现肝肾功能的异常、脱发等。

（3）其他几种放化疗的治疗模式：如先化疗后放疗，或者先放疗后化疗。以前种形式多见，通常已经接受过几周期化疗的患者，造血功能有受损，后续接受放疗的时候，要比初始治疗就接受放疗的患者反应加重，主要也表现在骨髓抑制方面。所以，通常已经接受过较多周期化疗的患者，再进行放疗时，仅能进行单纯放疗，而无法进行同步放化疗了。

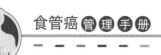

▍什么是食管胃交界癌？

食管胃交界癌就是原来所说的"贲门癌"，目前定义为位于食管胃交界线上5 cm（下段食管部分）和线下5 cm（胃上1/3部分）之间的恶性肿瘤。此部位的肿瘤，因有其自身的生物学行为特点及预后，目前已成为食管癌和胃癌以外的一个独立分类。现已将以往"贲门癌"的称谓摒弃，而统称为"食管胃交界癌"。

食管胃交界癌的病理类型大多为腺癌，与中国食管癌绝大多数为鳞状细胞癌的情况不同。腺癌通常化疗效果更佳，因此对于这个部位的肿瘤，手术、化疗、放疗的综合治疗更为重要。术前可采用先化疗后放疗的序贯放化疗模式进行，术后对有肿瘤残留或淋巴结转移较多的患者，则建议进行术后化疗、放疗。

▍食管癌患者在放疗期间，如何进行饮食护理？

食管癌患者本身由于长期的进食困难，治疗前大部分已经出现了营养不良的情况。在放疗期间，放疗不良反应会进一步导致患者进食量减少。鉴于食管癌患者对于饮食要求的特殊性，建议至少1名亲属陪伴并积极准备品种多样、营养丰富的食物（最好用搅拌机打成匀浆膳），也可直接进食肠内营养液或营养粉，以支持患者顺利完成治疗。食管梗阻较重，不能经口进食的患者，需要进行鼻饲管置入或胃造瘘，以保证放疗期间的营养摄入。

以下是关于饮食方面的经验与建议。

（1）鼓励患者少食多餐，禁烟、戒酒。建议每天至少5～6餐，如有可能，睡前可加餐。

（2）无论是否有食欲，建议定时、定量进食。不可"想吃就吃，不想吃就不吃"。

（3）采取高蛋白、高脂肪、低碳水化合物的饮食原则。选择优质蛋白的瘦肉、鱼、鸡蛋（不限于1个）等为主要来源。避免饮用牛奶、豆浆及含糖高的产气食物，以免腹部胀气。不吃刺激性食物，如酸辣的东西（醋、辣椒、大蒜等）。不吃坚硬、煎烤、油炸的食品。避免食用汤圆、粽子、八宝饭等黏稠食物。

（4）尽量多喝水，可冲泡菊花、金银花、西洋参、枸杞、麦冬、大枣等饮用。多排尿有助于将体内代谢产生的废物排出，减轻放化疗反应。

（5）可每天补充复合维生素。

（6）肠内营养剂的补充。肠内营养剂包含蛋白质、脂肪、糖类、维生素和矿物质等人体每天所需的所有营养素，可作为患者每天的唯一营养供应或部分营养补充。有乳剂和粉剂两种。乳剂可直接饮用，粉剂为白色粉末，可加入牛奶、粥等流质食物中，也可单独冲饮。糖尿病患者也有专用的肠内营养剂。

总之，只有保证患者每天足够的能量摄入，才能保证治疗的顺利完成。在此过程中，离不开患者及其家属的密切配合与鼎力支持。

放疗期间的体重减轻，对于食管癌患者有什么影响？

对于接受放疗的食管癌患者来说，因食管肿瘤导致的梗阻或放疗不良反应导致的最直接的也是最常见的后果就是进食减少，营养不良进而导

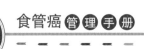

致体重减轻。患者体重减轻后会对治疗产生诸多不利影响，甚至导致放化疗的中断，最终影响肿瘤治疗的效果。影响一，放疗前用于体位固定的体膜，是按照每个患者治疗前的体形热塑而成。若患者在治疗期间"瘦身"，而体膜仍只能保持最初的形状，可想而知，体膜的固定效果会大打折扣，那么每次放疗时，人体内受照射的靶区将可能出现不同方向的位移。影响二，患者营养摄入不足，会导致骨髓抑制加重，其中白细胞降低可能导致较严重的感染或发热；血红蛋白的降低使患者疲乏不堪，还会降低肿瘤细胞对放射线的敏感性；血小板的下降可能导致出血不止。一旦某一项或多项血液学指标低于医生认可的底线，放疗科医生将会暂停甚至终止患者的放化疗。影响三，营养不良导致食管黏膜修复缓慢，因此患者的放射性食管炎症状可能加重（主要表现为吞咽疼痛），且长时间得不到缓解，从而进一步影响进食，形成一个恶性循环。

内科治疗的问答

为什么在食管癌的治疗过程中，有时医生会把患者转诊到其他科进行治疗？

恶性肿瘤的治疗往往需要多个科室通力合作，才可能获得最佳的疗效。食管癌患者在疾病的不同阶段可能需要不同科室给予不同的治疗，而在进行某项治疗的过程中，有时也需要其他科室的协助。具体而言，在进行内科治疗时，医生可能会在特定的时间建议患者去其他科室就诊，原因如下。

（1）患者病期尚早，在手术前先进行了术前化疗，一段时间以后转往外科做手术。

（2）患者在诊断之初因局部病情较晚，难以进行手术切除；经过内科治疗后，有时需要与外科、放疗科等科室的医生讨论是否进行手术或放疗。

（3）患者诊断为晚期食管癌，经过内科治疗后全身疾病控制良好，为了缓解某些症状或改善功能，提高生活质量，对一些局部病变可以进行姑息性的放疗、手术或其他局部治疗，此时可能需要外科、放疗科、介入科等科室的协作。

（4）患者在内科治疗过程中出现肿瘤急症，需要其他科室紧急处理。

总而言之，在食管癌治疗期间，经治医生会根据病情，请不同科室的医生共同决策，通过相互配合，为患者争取更好的疗效。

■ 化疗是内科的主要治疗手段之一，许多患者因听闻化疗的痛苦，对化疗产生了极大的恐惧，事实是否真的如此？

在许多影视、文学作品中，接受化疗的患者会发生呕吐、厌食、乏力、脱发等不良反应，苦不堪言，使患者平添了许多恐惧。虽然化疗确实会带来许多不良反应，但伴随着化疗药物几十年来的应用，减轻化疗药物不良反应的对症支持治疗也在不断发展。目前，针对化疗相关的恶心、呕吐，化疗药物引起的白细胞和血小板减少等常见不良反应，已经有比较成熟的应对方案，能够在很大程度上缓解患者的痛苦。在治疗过程中，内科医生也会根据患者的反应，适时调整化疗药物的剂量及对症支持治疗的方案，尽可能在保证疗效的同时，减轻不良反应。目前，在食管癌治疗中常用的

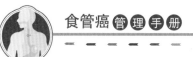
化疗药物不良反应总体可控，不必因此而畏惧内科治疗。

■ **在化疗开始前，为什么有时内科医生会要求患者置入深静脉导管?**

许多化疗药物都是通过静脉滴注的方式进入体内。部分化疗药物进入血管后，可能会对浅静脉的血管壁产生较强的刺激，使患者产生疼痛等不适；随着化疗次数的增多，还可能导致静脉炎等不良反应。如果化疗药物不慎经浅静脉外渗到周围的组织，还可能发生组织坏死等严重后果。而通过深静脉置管，可以使化疗药物先走行在导管内，直到靠近心脏的大静脉处才进入血管。由于大静脉的血流速度较快，可以迅速稀释化疗药物，且大静脉的血管壁相对较厚，因此损伤风险很小。深静脉导管避免了化疗药物对浅静脉的刺激及化疗药外渗的风险，可以提高患者的生活质量。对食管癌患者而言，静脉使用 5- 氟尿嘧啶、长春瑞滨等药物治疗前，一般都需要置入深静脉导管。

■ **许多肿瘤患者会进行基因检测，食管癌需要做哪些相关的生物标志物检测?**

目前，在一些恶性肿瘤的内科治疗过程中，生物标志物检测（如基因检测）已经成为重要的选择药物的依据，根据检测结果选取合适的抗肿瘤药物，能够将疗效最大化。遗憾的是，在食管癌的内科治疗领域，对于药物选择具有指导意义的生物标志物检测非常有限。内科医生会根据病情，推荐部分患者进行特殊检测：如针对腺癌患者可进行肿瘤组织的 HER-2 免疫组化或荧光原位杂交检测，判断是否适合接受曲妥珠单抗联合化疗治疗，针对鳞状细胞癌或腺癌患者可进行肿瘤组织的 PD-L1 免疫组化检测等，可以为免疫治疗提供参考。上述特殊检测的方法选择、结果解读都具有很强的专业性，因此患者应与医生充分沟通，避免盲目自行送检。

■ 在食管癌内科治疗的过程中，除了药物的不良反应，还可能出现哪些意外情况？该如何应对？

患者在接受针对食管癌的药物治疗期间，可能出现一些紧急情况。因食管肿瘤，尤其溃疡型肿瘤侵蚀食管壁，或因治疗后瘤组织发生坏死脱落，可能导致食管穿孔。典型的症状包括剧烈疼痛、强迫体位。发生食管纵隔瘘时，因吞咽的气体进入纵隔可引起纵隔气肿，继而发生颈部皮下气肿；发生食管气管瘘时，可表现为饮水或进食时呛咳，可伴有发热。因食管肿瘤侵犯周围血管可能导致出血，典型的症状为呕血、黑便；失血量较多时可能有头晕、面色苍白、乏力等症状。上述急症可能危及生命，必须立即前往医院急诊就医，接受紧急处置。

■ 参与临床试验对于食管癌患者有哪些可能的风险和获益？

在内科开展的临床试验（或称临床研究）一般是将新的药物或药物组合用于肿瘤患者，以评估这些新疗法的安全性和疗效。

在风险方面，由于新的药物或药物组合可能尚未用于食管癌患者，甚至首次应用于人体，临床试验存在一定的安全性风险。但是，现有的法律、法规及临床试验的规范在保证受试者的安全方面有着全面而细致的考量。首先，批准进行临床试验的过程是非常严格的，研发出新药的企业或研究机构需要根据国家颁布的技术指导原则，进行大量的临床前研究，获得动物的疗效、安全性等实验数据，才可能得到卫生行政部门的批准。此

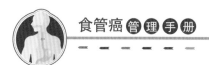

外，开展临床试验前，必须通过独立伦理委员会的审核，确保受试者的利益不被侵害。总体而言，目前开展的抗肿瘤临床研究的安全性有非常充分的保障。但是，尽管临床试验的设计一般是严谨、安全的，不排除会有一些严重的、危及生命的毒副作用，只是概率很低；而且，新的药物并不一定对每个患者都有效，患者的病情仍有可能恶化。

在获益方面，患者通过临床试验可能获得比常规治疗更好的疗效，而对于已接受过常规治疗后疾病仍然恶化的患者，新药临床试验打破了无药可用的窘迫局面，可能带来一线生机。目前，绝大多数临床试验都是免费提供试验药物及相关化验、检查，且参加临床试验将使患者得到医生更好的照顾和关注。这个时代最好的治疗，总是存在于正在开展的临床试验中，因为它代表了未来药物治疗的方向。

食管癌营养、运动和康复的问答

▌营养不良对食管癌患者的危害？

食管癌患者的肿瘤位置较为特殊，长在食物进入身体的主要通道上。肿瘤对食管的侵害加上抗肿瘤治疗造成的不良反应，常常导致患者经口吃饭非常痛苦，营养利用障碍；再加上肿瘤患者原本体内消耗增加，非常容易发生营养不良，一般表现为食欲减退，饭量减少，体重下降，日渐消瘦。

食管癌患者发生营养不良的风险极高，60% ～ 85% 的食管癌患者会出现不同程度的营养不良。营养不良对食管癌患者的危害极大，可降低患者的免疫功能，增加术后并发症的风险，干预治疗效果，以及降低治疗耐受性。患者的身体可能无法忍受治疗的强度而中止治疗，从而错过最佳的治疗时机。患者的生活质量也会因此受到严重影响，住院时间更久，医疗花费更大，甚至会缩短生存时间。

▌食管癌患者是否需要进行营养干预？

食管癌患者是否需要营养干预取决于营养筛查和评估的结果。患者入院 24 小时内可由护士或营养师进行营养筛查，若患者通过筛查并未检测出营养风险，则可以不进行营养干预，但需要每周复查 1 次；若发现患者具有营养风险，则需要进一步进行营养评估，判定营养不良严重程度，制订营养干预方案，实施营养干预。

▌常见的营养干预有哪些方式？

营养干预一般可分为营养教育和人工营养。人工营养包括肠内营养

（口服营养补充、管饲营养）及肠外营养。肠内营养是指患者从流质营养制剂中获取能量和营养的一种干预手段，患者可以口服或是利用喂养管摄取营养制剂。肠外营养是通过静脉输液的方式为患者提供营养和能量。

■ 食管癌患者1天需要多少能量和蛋白质？

对于营养状况受损的食管癌患者而言，充足的能量及蛋白质摄入是一切恢复的基础。尤其在治疗期间，患者非常需要摄入充足的蛋白质，用来促进细胞组织修复，避免肌肉丢失，提高免疫力，进而改善治疗效果。食管癌患者每天需要的能量和蛋白质具体可参考第四章。

■ 保健品对抗癌有帮助吗？

对于营养成分类的保健品，如蛋白粉、维生素、矿物质等，如果患者膳食摄入充足且均衡，则不需要额外补充；但如果患者食物摄入量下降，这些保健品应该在营养师评估后再使用。

■ 适合肿瘤患者的体育锻炼有哪些？

适合肿瘤患者的运动一般分为2类：有氧运动和抗阻力运动。患者可以根据自己的喜好和运动能力，选择不同的运动方式。两种运动类型相互结合，才能更好地发挥运动康复的价值。另外，运动贵在坚持。

■ 如果有疲乏的感觉就是患癌了吗？

正常人在过度劳累后也可以出现疲乏感，并不是有疲乏症状就一定是患恶性肿瘤了，可造成疲乏症状的疾病有很多，如感染性疾病、贫血、甲状腺功能减退、心功能不全、自身免疫性疾病等，所以要注意自身有没有合并其他症状（夜间汗多、便血或月经量多、下肢肿胀、胸闷气短、关节肿痛、皮疹等），如果持续不缓解，建议及时到医院就诊查明原因。

■ 诊断食管癌时，除了有进食后胸骨不适、进食哽噎、吞咽困难等症状，还有疲乏明显，这就说明病情很严重吗？

有疲乏症状不代表食管癌病情很重，食管癌的病情严重程度主要看肿瘤的分期，包括肿瘤生长的位置、侵犯的深度、有无淋巴结转移、有无远处转移、有无合并食管气管瘘、肿瘤是否侵犯大血管、有无合并消化道出血等情况，需要血液学和影像学检测来评价。

■ 食管癌手术后感觉疲乏明显，说明肿瘤复发了吗？

不一定。可能的原因有术后贫血、营养不良、电解质紊乱低钾低钠血症和慢性消化道失血（呕鲜血或呕咖啡样物、血便或黑便等），必要时可就医，如果想确定是否为肿瘤复发，需要行胃镜和头、颈、胸、腹等影像学检查来确定。

■ 食管癌放化疗中新出现疲乏，是癌症进展加重了吗？

在抗癌治疗中出现疲乏症状，不一定是肿瘤进展了，可能是抗癌治疗药物的反应或相关并发症，如铂类、紫杉醇等化疗药物可导致疲乏症状，化疗后骨髓抑制白细胞减低，或因骨髓抑制贫血、消化道失血引起的贫血、进食差引起低钾低钠血症等均可出现疲乏，所以要积极寻找原因，按照医生的建议继续诊治。

■ 食管癌治疗后新出现疲乏，需要看医生吗？

在食管癌治疗后随访中新出现了疲乏，需要注意是否为癌因性疲乏。普通疲乏不需要就医，但如果有其他症状合并表现，如新出现的呕血、呕吐咖啡样物、进食吞咽困难、胸痛、黑便、饮水呛咳等情况，则需要及时就医。

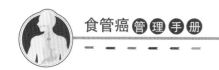
食管癌中医治疗的问答

▌放疗、化疗期间的食管癌患者能吃中药吗?

食管癌患者在放疗、化疗期间可出现多种不良反应,如化疗所致的恶心、呕吐、腹泻、脱发、贫血、骨髓抑制、乏力、手足麻木;放疗所致口腔黏膜或皮肤损伤等,严重影响患者的生活质量和对治疗的信心,甚至有些患者因无法耐受不良反应不得不停止治疗。现代医学缺乏明确有效的治疗手段,而中医药对放疗、化疗毒副作用具有较好的临床疗效,治疗上具有一定的优势。患者放疗、化疗期间结合中医药的治疗,可以减轻放疗、化疗的不良反应,帮助患者顺利完成治疗,并且可以提高放疗、化疗的疗效,即中医药可起到"减毒增效"的功效。

临床上患者恶心、呕吐明显,中医药通过和胃止呕之法可减轻患者临床症状,助其完成化疗,为其保驾护航。针对化疗引起的骨髓造血细胞抑制,中医药通过益气养血治法,除增加红细胞数量外,对血小板也有一定提升作用,如应用中药茜草、升麻、阿胶、鹿角胶等常可见效。许多患者担心化疗致脱发、恶心、呕吐,尤其女性,很注意外在形象,化疗后变得面容憔悴、秃头脱发,病虽治了,但可能因此失去生活的信心。中医认为"肾主骨,生髓化精,精血同源""发为血之余",即通过补肾养血的治法有助于头发生长,改善面色。患者经多次手术、放疗、化疗后,身体虚弱,无法继续耐受后续治疗,中医药可以通过辨证论治,采用健脾益肾、益气养阴、温阳散寒等治法，改善患者的身体状况，给患者赢得再次接受治疗的机会，延长生存时间。

■ 中医认为食管癌患者放疗期间饮食要注意什么？

中医认为放疗属"火热邪毒"，患者往往出现口干、咽痛、口腔溃疡、鼻咽干燥、恶心厌食等症状，尤其是颌面部、咽部等头颈部接受放疗的患者症状明显，中医认为属阴虚燥热。饮食上患者宜选用半流质饮食或软质的饮食，以营养丰富、清淡易消化的食品最好，如百合银耳粥、山药红枣薏仁粥、百合枸杞雪梨汤等，避免过多食用热性食物及辛辣食品。放疗过程中出现"上火"现象，可食用梨、猕猴桃、西瓜、苦瓜、鸭肉、甲鱼等甘寒养阴之品，但脾胃虚寒患者慎用；或采用金银花、菊花、玄参、麦冬、胖大海、桔梗、甘草等代茶饮用。鼓励患者多喝水、多喝粥，可增加尿量，加速体内毒素排泄，有利于降低放疗的毒副作用。

■ 食管癌患者能吃膏方吗？

膏方实为中药饮片煎熬后添加辅料、收膏剂而制成。通过这些辅料，承载了中药的精髓，可使膏方更好地发挥疗效。秦伯未在《膏方大全》中指出："膏方者，博雅润泽也。盖煎熬药汁成脂液，而所以营养五脏六腑之枯燥虚弱者也，故欲称膏滋药。"从物质上讲膏方油脂成膏，聚之中药精华，形态上凝而不固，味甘姜滑腻，能滋养膏润，便储易携。因此，膏方具有其自身不可取代的特质，特别是寒冬时节，是膏方进补最好的时节，也是顺应自然的一种养生方法。古人云："万物皆生于春，长于夏，收于秋，藏于冬，人亦应之。"冬三月气候寒冷，自然界万物凋谢，阴寒胜而

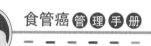

阳气衰。选择这个时节补养，既可及时补充人体的阴阳气血津液，增强抵御严寒侵袭的能力，又可降低来年生病的概率，防患未然，从而达到事半功倍之效。

膏方治疗肿瘤具有以平为期、攻补兼施、药力缓和、便于吸收、服用方便、口味适宜等优点，且高度个体化。根据食管癌的病机特点，是适合食管癌患者长期服用的。

中国医学科学院肿瘤医院中医科冯利教授结合临床经验，运用"平衡阻断"理论，研制出针对肿瘤患者不同阶段的系列膏方，如扶正培元平衡膏、乌梅平衡膏、健脾益胃平衡膏、滋阴解毒平衡膏、温阳散结平衡膏等，根据食管癌患者的不同病期，可在临床辨证应用，有很好的临床疗效。

■ 从中医角度来看，不熬夜对食管癌患者多么重要？

晚上11点到次日凌晨1点是子时，子时是胆经当令，也就是说在子时这段时间胆经发挥的作用最为明显。有句话叫做"一年之计在于春"，它强调了春季在一年中的重要性。中医认为，肝胆在四季中对应春季，在五行中属木，具有生长、升发、条达舒畅等作用。晚上11点到次日凌晨1点是一天之中最黑暗的时候，阳气在这段时间由弱逐渐变强，就像是春季一样，万物复苏，阳气刚开始生发，这个阳气就被称为"胆气"。

《黄帝内经》中记载："凡十一脏皆取决于胆。"这里的"取决于胆"，意思是取决于胆的生发，人体五脏六腑想要发挥正常的功能，离不开胆气的生发功能，只有胆气生发了，全身的气血才能运行流畅，气机才能通畅。只有在睡觉的时候，我们的胆气才能慢慢地养起来，所以在子时人必须睡觉，这对于五脏六腑的健康有决定性的作用。

而天天熬夜的人，胆气必然郁滞，不能发挥正常功能，必然对身体健康带来非常不利的影响。

■ 食管癌患者的中医治疗是否仅应用抗肿瘤中药对患者最有益？

临床上往往有患者要求医生多用具有抗肿瘤功效的药物，患者的心情医生可以理解，但并不是在所有情况下都能通过单纯应用上述药物起到最佳的疗效。中医治病理论为整体观、辨证论治，中医药具有整体、多靶点的疗效特点。忽视了针对患者病因病机、辨证论治，组方药物君、臣、佐、使的配伍原则，盲目追求使用抑瘤药效的药物，正如现代医学的细胞毒性药物"打击敌人"的治病思路，反而不会有好的疗效。如前所述，肿瘤的治疗原则为扶正祛邪，一个中药复方作为一个整体发挥疗效，通过恢复患者自身的正气，同时加以抗瘤之品，共同起到控制肿瘤、预防复发的作用。在肿瘤发病的不同时期，中医药在多种扶正固本治疗原则指导下，灵活运用不同的治法，对于防止肿瘤的复发、转移，减轻放疗和化疗的不良反应，延长生命，提高生活质量等方面具有优势作用。

■ 食管癌患者中药需要吃多长时间？

如前所述，中医药在肿瘤治疗全过程中发挥着至关重要的作用。因此，对于肿瘤患者手术前、手术后、放化疗、维持治疗、晚期姑息治疗等各个阶段，中医药可以达到增强西医各项疗法的疗效、降低毒性反应、改善患者临床症状的目的。因而建议患者应中西医结合治疗肿瘤，可以长期、全程服用中药。但不论服用中药还是西药，都需要定期监测肝肾功能，有

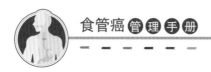

利于医生掌握、指导患者用药。

■ **食管癌患者多长时间需要到中医门诊复诊？**

一般情况下，建议患者复诊时间最长不超过1个月，不建议拖延太久。因为服药后患者的临床症状会有变化，门诊复诊有利于医生及时调整用药。另外，患者可能处于不同的治疗阶段，如由手术阶段转为放疗阶段，中医治疗的主要目标当转为配合放疗，减毒增效，帮助患者顺利完成放疗。如果患者未能及时复诊，继续服用之前方药，疗效可能不佳。我们已经知道了西医对于肿瘤的治疗分阶段，中医同样要按阶段调整用药。

■ **食管癌患者中医复诊时需要亲自到门诊去吗？**

在条件允许的情况下，患者本人亲自复诊效果最佳，但如果受患者身体状况不允许、路途过于遥远等各种客观条件所限，可以由家属或朋友等代为复诊，但前提是保证对患者病情了解。复诊时结合患者的情况，需要提前准备好以下资料：患者服药后症状变化情况、目前的新增症状、新增的西医治疗方法、近期复查的各项结果、患者舌苔的照片，以及其他自认为有必要跟医生交流的资料等。这样才能更利于医生掌握患者病情，调整用药。